中医药文化与生活丛书

张立祥 王振国 主 审
宋咏梅 刘更生 总主编

戴霞 向楠
齐于辰 焦鸿飞 编著

谨和五味
饮食与健康

山东科学技术出版社
·济南·

图书在版编目（CIP）数据

谨和五味：饮食与健康 / 戴霞等编著. -- 济南：山东科学技术出版社, 2025. 3. --（中医药文化与生活丛书 / 宋咏梅，刘更生总主编）. -- ISBN 978-7-5723-2378-2

Ⅰ. R247.1

中国国家版本馆 CIP 数据核字第 20249KE211 号

谨和五味
——饮食与健康
JINHE WUWEI
——YINSHI YU JIANKANG

责任编辑：姜　伟　夏元枢
装帧设计：孙　佳

主管单位：	山东出版传媒股份有限公司
出 版 者：	山东科学技术出版社
	地址：济南市市中区舜耕路 517 号
	邮编：250003　电话：（0531）82098088
	网址：www.LKJ.com.cn
	电子邮件：sdkj@sdcbcm.com
发 行 者：	山东科学技术出版社
	地址：济南市市中区舜耕路 517 号
	邮编：250003　电话：（0531）82098067
印 刷 者：	山东联志智能印刷有限公司
	地址：山东省济南市历城区郭店街道相公庄村文化产业园 2 号厂房
	邮编：250100　电话：（0531）88812798

规格：32 开（130 mm×210 mm）
印张：6.25　字数：110 千
版次：2025 年 3 月第 1 版　印次：2025 年 3 月第 1 次印刷
定价：45.00 元

传承弘扬中医药文化
倡树美德健康新生活

丛书前言

中医学是中华民族的伟大创造，是中华民族生命智慧的结晶，是中华民族带给全人类的珍贵文化财富。

中医药文化历史悠久，起源于远古先民的生产生活实践，贯穿了中华文明全过程，书写了中华文明独特的历史篇章。回顾中医药文化的前世今生，不仅能够了解中医药文化的价值追求、基本理念、理论基础，还能够感受中华民族宽广深厚的人文情怀，了解中医药与中华优秀传统文化一脉相承的整体性。

中医药植根于中华文化沃土，汲取了儒释道等传统文化的思想精髓，确立了"医乃仁术"的价值取向，建立了以"脏腑经络"为核心的理论体系。中医药理论是中医学对人与自然、健康与疾病等生命现象及其调控规律与法则的理性认识，是中华民族独特自然观、生命观、疾病观和方法论的集中体现。

中医药文化还蕴含着做人做事的丰富哲理，无论是"大医精诚"的医德观念，道法自然、取象比类的思维方式，执两用中、阴阳和合的基本法则，还是天人合一、形神一体的系统观念，都体现了中华民族在长期生活中积累的世界观、社会观、人生观。弘扬中医药文化能够让人们在潜移默化中感受中华文明的哲学智慧和人文精神，有利于更好涵养群众道德品行，培育时代新风新貌，汇聚向上向善力量。

中医学来源于鲜活的日常生活，从古到今，中医学的理论与方法渗透在百姓日常生活的方方面面，交织在衣食住行的各个环节之中。食饮有节、起居有常、动静相宜、精神内守等养生理念在守护广大群众身心健康中发挥了重要作用。祖祖辈辈的中国人，大多都具备一些常见病证的简易处置方法相关知识，随时取用，方便易行，对维护生命健康发挥了很大作用。如今中医学虽然是专门之学，但人人应学应会，人人能学能用。随着生活水平的提高，人民群众越来越关注中医药文化。因此，大力弘扬中医药文化，传播推广科学、健康的生活理念，有利于满足群众日益增长的中医药文化需求，培养美德健康的生活方式。

党的十八大以来，党和国家十分重视中医药文化传承与传播工作。《中共中央国务院关于促进中医药传承创新发展的意见》明确指出，传承发展中医药文化是弘扬中华优秀传统文化、推动中医药传承创新发展的实践需要。《"十四五"中医药发展规划》提出要实施中医药文化传播行动，要对中医药文化内涵理念进行时代化、大众化、创新性的阐释，必须将其融入人们的日常生活，提高居民健康素养水平，普及中医药文化及养生保健知识，让中医药文化绽放时代光芒。

山东省是孔孟之乡，是中华优秀传统文化的重要发祥地，有着深厚的中医药文化底蕴，理应在传承弘扬中医药文化上走在前、挑大梁。为此，山东中医药大学在山东省委宣传部和山东省卫生健康委员会（山东省中医药管理局）的指导下，组织专家团队编写了"中医药文化与生活丛书"，旨在为读者提供一套贴近日常生活，富有时代特色，"读得懂，用得上"的中医药文化读本。

本丛书编写坚持以日常生活为中心，推动中医药知识传播普及、养生智慧和健康理念融入群众生活，让更多的人懂中医、信中医、用中医。本丛书共分为7个专题，每一专题单独成册，包括：

《岐黄春秋——中国医史揽胜》

《生生之道——中医理论概要》

《本草延年——中药与健康》

《谨和五味——饮食与健康》

《明堂知要——穴位与健康》

《动静相宜——导引与健康》

《精神内守——情志与健康》

我们希望从不同主题叙述传播中医药文化的基本知识，结合日常生活，讲述大众比较关心的中医药相关知识，全面立体地展现中医药文化的魅力与价值。在编写过程中，力求突出中医药的文化内涵、方法的简便实用、文字的通俗易懂。

为适应读者阅读需求，打破教科书章节子目的编排方式，每章之下设置专题，分类叙述相关知识。文字表述尽量避免生僻难懂的专业术语，以叙述性文字为主，非必要不引用古籍原文，做到通俗、易懂、生动；适当配备相关插图，努力做到图文相辅。希望本丛书能够为读者了解中医药文化、增进健康、幸福生活贡献一份力量。

新时代新征程，我们将深入学习贯彻习近平文化思想，贯彻落实习近平总书记关于中医药工作的重要论述，深入挖掘齐鲁中医药文化资源，传承精华、守正创新，不断推动中医药文化创造性转化、创新性发展，让中医药更好造福人民。

编写组

2024 年 12 月

前言

吃是人类与生俱来的本能。人要健康地活着,离不开饮食。如果按我国人均预期寿命78岁来估算的话,每个人这一生大约要吃8万顿饭,吃进去的食物总量达60吨之多。所以我们怎么强调饮食的重要性都不为过。从某种程度上讲,饮食决定健康。外国也有句名言:"You are what you eat."我们吃的食物在潜移默化中决定了我们的体质类型和健康水平,塑造了不一样的你我他。世界卫生组织在1992年就提出了健康四大基石——合理膳食、适量运动、戒烟限酒、心理平衡。四大基石中合理膳食排在第一位。

健康是吃出来的,疾病也是吃出来的。研究证实,不健康饮食是引起肥胖、心脑血管疾病、糖尿病及其他代谢性疾病和肿瘤的危险因素。2016年全球疾病负担研究结果显示,饮食因素导致的疾病负担占到15.9%,已成为影响人群健康的重要危险因素。

2019年权威医学期刊《柳叶刀》发布了全球饮食领域首个大规模研究报告——195个国家和地区饮食结构造成的死亡率和疾病负担。原文中连续两次提及中国，在2017年的统计中，因为饮食结构问题造成的心血管疾病死亡率、癌症死亡率中国都是世界人口前20的大国中的第一名。可见，在国民如何吃出健康这个问题上我们还有很长的路要走。

我们可以把进食的目的由低到高分成四个层次，果腹、美味、营养、健康。现在随着我国经济发展和人们生活水平的日益提高，大部分人在满足了果腹和美味的需求之后已经进阶到追求饮食营养了，开始讲究营养素的摄入要充足，搭配要合理，这是健康饮食的"标配"。那么吃出营养就等于吃出健康了吗？其实不然，在吃出营养与吃出健康之间还有一段距离。

要想吃出健康，我们需要回溯到几千年前，向我们的古人好好学习。中国的饮食文化源远流长，其中蕴含着中华民族几千年的饮食养生理念及其实践经验。中国自古重视饮食，传统饮食观、方法等在今天仍具有重要的指导意义。

本书就是关于中国传统饮食的书，将从六个大的方面跟大家仔细说一说健康饮食的"高配"——中国人"食饮有节""谨和五味"的饮食养生智慧。第一章以食为养，谈谈中国人是怎么看待饮食的，说说食物的"四气""五味""色与形""化与运"；第二章小材大用，分类介绍谷肉果菜的功效特点；第三章汤羹延年，展示不同烹调方式下传统美食的养生功效；第四章食饮有节，聚焦不同季节、不同节令、一日三餐，探究因时食养的奥秘；第五章因人择食，聊聊不同体质类型的你我他应该如何"辨体施膳"；第六章以食调病，谈谈一些日常健康问题的饮食调养方法以及食疗误区。希望大家能有所受益。

编著者

2024 年 10 月

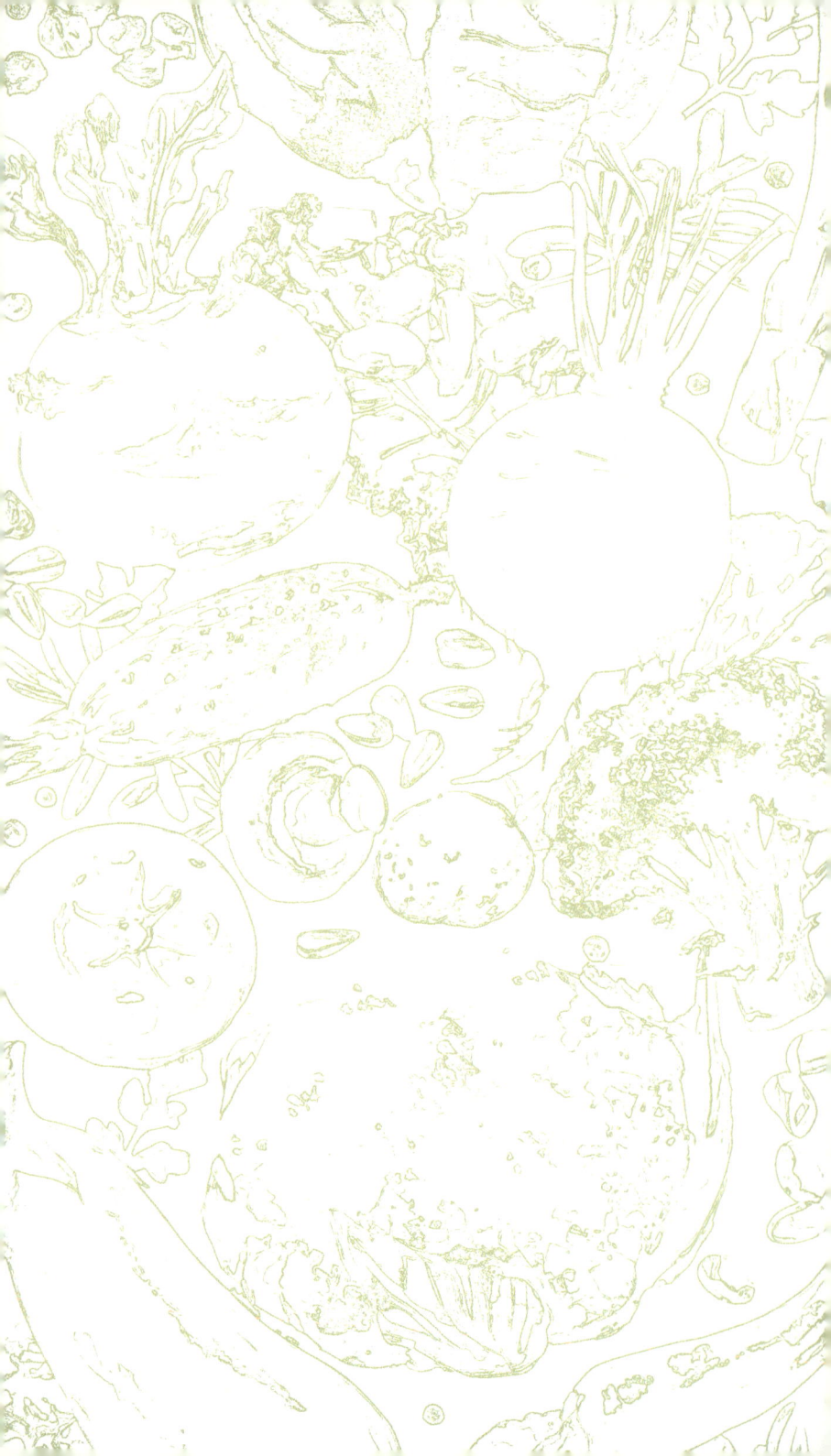

目录

以食为养 / *01*

中国人的饮食观 / *003*

食物的寒热温凉 / *005*

调和四气 / *008*

食物的酸苦甘辛咸 / *012*

谨和五味 / *018*

食物的色与形 / *021*

食物的化与运 / *027*

小材大用 / 02

五谷为养 / 032　　乳酪禽蛋 / 060

五果为助 / 047　　水族海鲜 / 062

五菜为充 / 051　　水酒茶饮 / 066

五畜为益 / 056

汤羹延年 / 03

米面养精 / 074　　蒸炖易消 / 083

汤羹滋补 / 077　　炙烤温补 / 086

以粥敬老 / 080　　酱香宜人 / 089

食饮有节 / 04

春吃芽 / *094*

夏吃瓜 / *103*

秋吃果 / *108*

冬吃根 / *115*

正月十五打元宵 / *120*

竹叶金盘粽子香 / *122*

月饼团圆百印红 / *125*

冬至须端饺子碗 / *129*

八宝连情锅里装 / *132*

晚餐谨记少数口 / *135*

因人择食 / 05

气虚质——虚者补之 / 141

阳虚质——寒者热之 / 144

阴虚质——热者寒之 / 147

气郁质——郁者行之 / 151

血瘀质——瘀者化之 / 153

痰湿质——湿者利之 / 155

湿热质——湿热清之 / 157

特禀质——特禀调之 / 160

以食疗病 / 06

感冒不止喝姜汤 / *163*

上火了要忌口 / *165*

开胃消食这样吃 / *169*

安神助眠枣仁茶 / *172*

减肥这样节食才有效 / *175*

三高症食疗须辨证 / *177*

后　记 / *181*

01 以食为养

中国的饮食文化源远流长,历史悠久。我们常说一句话,"民以食为天"(《史记·郦生陆贾列传》),中国人历来把饮食看成是"天大的事","饮食者,人之命脉也"(《本草纲目》),认为吃是人生"头等大事"。老百姓的开门七件事——柴米油盐酱醋茶,都与饮食有关。

中国人从古至今重视饮食,热爱美食,所谓"人世间唯有爱与美食不可辜负",而且把吃融入了生活的方方面面,比如中国式问候"吃了吗",工作叫"饭碗",开除叫"炒鱿鱼",人缘好叫"吃得开",嫉妒叫"吃醋",轻而易举叫"小菜一碟",

看热闹的人叫"吃瓜群众",等等,这些称谓可以反映出中国人对饮食的重视和对生活的热爱。

中国人为什么如此重视饮食?这与中国传承几千年的"重人贵生"思想有着密切关系。《十问》中尧问于舜曰:"天下孰最贵?"舜曰:"生最贵。"天地间最宝贵的莫过于人的生命了。所以古往今来健康长寿是人们永恒不变的追求。而我们智慧的古人早就认识到饮食与健康长寿关系密切。成书于两千多年前的《黄帝内经》说:"人以水谷为本,故人绝水谷则死。"(《素问·平人气象论》)说明人体不能离开水谷精微的滋养作用。

《素问·上古天真论》中曾讲道:"上古之人,其知道者,法于阴阳,和于术数,食饮有节,起居有常,不妄作劳,故能形与神俱,而尽终其天年,度百岁乃去。"这段话告诉我们,古时候那些有智慧且懂得养生之道的人,都非常重视饮食调养,饮食有节是健康长寿的基础。

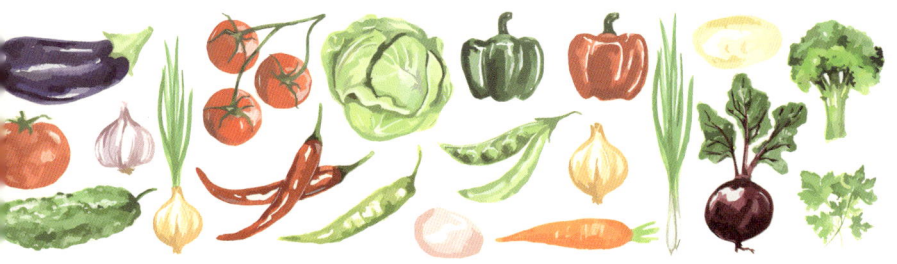

中国人的饮食观

中国人认为饮食的作用不仅仅是果腹,更有食养和食疗功效。唐代医药学家孙思邈强调"安身之本,必资于食……不知食宜者,不足以存生也"(《千金要方》),而且指出"食能排邪而安脏腑,悦神爽志,以资血气",认为饮食具有祛除邪气、调养脏腑、愉悦精神、补益气血的养生功效。

中国人认识到饮食除了具有养生功效外,还具有防治疾病的功效。孙思邈曾云:"若能用食平疴,释情遣疾者,可谓良工……夫为医者当须先洞晓病源,知其所犯,以食治之;食疗不愈,然后命药",表明其推崇用食物疗疾的医生为好医生。

为什么饮食能够治病呢？这源于中国人自古就有的"药食同源"思想。我们认为食物和药物同出一源，都来自大自然，"空腹食之为食物，患者食之为药物"（《黄帝内经太素》），两者没有明确的分界线，食药不分家，很多食物同时也是药物，比如大枣、生姜、山药、山楂、百合、莲子、芡实，等等。

药食同源，皆由同一个理论指导，所以食和药在性能上也有相通之处。食物跟药物一样，具有四气五味、归经、功效等属性，这是食物能调理脏腑功能、养生保健和治疗疾病的基础。《本草求真》云："食之入口，等于药之治病，同为一理，合则于人脏腑有益，而可祛病卫生；不合则于人脏腑有损，而即增病促死。"这句话告诉我们食物和药物作用于人体的机理一样，吃对了，达到"合"的境界，就能吃出健康，而如果吃不对，"不合"，就会吃出疾病。所以要想健康长寿，关键在于如何吃得"合"。

关于如何吃出健康，《素问·藏气法时论》中有一句话给出了答案，即"五谷为养，五果为助，五畜为益，五菜为充，气味合而服之，以补精益气"，这就是饮食养生之道。这句话看似简单，却蕴藏着中国人深邃的饮食养生智慧。

首先《黄帝内经》倡导"谷肉果菜，食养尽之"，就是膳食要均衡，不可偏颇，既要吃得杂而全面，又要吃得有主次之分，五谷为养，排在首位，强调主食摄入的重要性，这与现代营养学提倡的食物多样、谷类为主的平衡膳食理念不谋而合，而我们提出这一膳食理念比西方早了近两千年。

更重要的是，我们智慧的先民认识到，做到这些还不够，在食物多样的基础上，还必须满足一个条件，才能达到"补精益气"的效果，吃出健康，这个条件就是"气味合"。什么是"气味合"呢？这里的"气味"，特指食物的"四气五味"，即寒热温凉四气和酸苦甘辛咸五味，气和味各有各的功效，下面我们就分别解释一下食物的寒热温凉和酸苦甘辛咸，然后说说怎么相合。

食物的寒热温凉

食物的寒热温凉是食物的四种不同性质，其实我们可以简化为两类，一类是寒凉性质，一类是温热性质，而寒与凉、温与热只是程度上的不同而已。食物为什么有寒凉与温热之分呢？指的是食物表面的温度吗？加热的牛奶就是热性的，冰箱里取出来的牛奶就是寒性的吗？其实不是。食物寒热温凉的界定来源于我们身体对饮食物的感受。

举个例子，大家受凉感冒的时候都喝过姜汤，什么感觉？本来手脚冰凉、浑身寒战、毛孔紧闭，是不是一碗姜汤下肚，首先感觉胃里热乎乎的，然后这种温热的感觉逐渐扩散到四肢和体表，汗毛孔逐渐舒张，会微微出点细汗，寒气也就随汗而解了。因为姜能带给我们温热的感觉，所以姜就是温热性质的。

喝酒、喝羊汤的感受也大致如此，所以酒和羊肉也是热性的。为什么在冬天人们喜欢进补，吃牛羊肉比较多？因为牛羊肉都是热性的，能够温补阳气，帮助人们抵御严寒。也正因为牛羊肉是热性的，所以吃多了容易上火，想必大家都有体会。

温热性质的食物还有很多，比如鸡肉、鸽子肉、肉桂、胡椒、花椒、小茴香、葱、蒜、韭菜、辣椒、荔枝、榴莲、桂圆、红糖等，这些食物大多具有温中、暖阳、散寒、活血、通脉的作用，可以减轻或消除寒凉性质的病证，温养人体阳气，特别适合寒凉体质、平时畏寒怕冷、手脚不温的人食用。

关于寒凉性质的食物，我们再举个例子。夏天暑热难耐，在烈日下暴晒了两个小时，皮肤灼热，口渴难耐，请问这时候吃什么能解暑？大家一定会想到西瓜。一块西瓜下肚，一种沁人心脾的清凉感油然而生，浑身的燥热很快就烟消云散。为什么西瓜解暑这么神效？因为西瓜是寒性的，也叫寒瓜，被誉为"天然白虎汤"。大家可能还会想到绿豆汤，绿豆也是凉性的，所以清热解暑的效果也是百试不爽。

寒凉性质的食物还有很多，如果找找规律的话，一般水分含量高的食物大多寒凉，比如大部分水果，包括西瓜、甜瓜、梨、苹果、橙子、柚子、香蕉等，还有黄瓜、丝瓜、冬瓜、萝卜、西红柿等多水分的蔬菜。水生植物和水里的动物大多寒凉，比如莲藕、马蹄、海带、紫菜、甲鱼、贝类、螃蟹等。

另外，苦味的食物如苦瓜、苦菜、苦菊也是凉性的。这些食物大多具有清热、解暑、泻火、解毒、滋阴、生津的功效，可以减轻或消除热性病证，养护人体的阴液，尤其适合体质偏热、经常上火的人或在暑天食用。

还有一类食物，寒热性质都不明显，作用比较缓和，叫作平性食物，如南瓜、土豆、山药、胡萝卜、黑木耳、莲子、蜂蜜、粳米、玉米、黄豆、豌豆、白糖、鸡蛋、鲈鱼等。

调和四气

《养老奉亲书》云："人若能知其食性，调而用之，则倍胜于药也……善治药者不如善治食。"这里的"食性"就是指食物的寒热温凉，中医叫"四气"。如果我们能够知晓食物的寒热温凉，懂得调和之道，根据不同时令、不同地域、不同体质，有针对性地去选择食物，就能够有效发挥食物的养生治病功效。

如何调和食物的寒热温凉呢？还是举例说明吧。大家爱吃肉吗？我们拿猪肉、羊肉、鸡肉、鸭肉做比较，这四种肉的寒热性质就不同，猪肉和鸭肉性寒，羊肉和鸡肉性热，所以烹调方法也大不相同。

猪肉怎么做好吃？不管是红烧排骨还是清蒸排骨，一定要加花椒、八角、肉桂、草果等香辛料才入味，因为这些温热的调料佐制了猪肉的寒性，寒热调和了所以美味。

再看羊肉，正宗的羊汤做法很简单，加几片生姜去除羊肉的膻味即可，万不可加炖猪肉时用的那些热性香料，不然就破坏了羊肉本身的鲜味，还极容易上火，喝了就感觉不舒服。羊汤的黄金搭档是白萝卜，因为白萝卜是凉性的，能很好地中和羊肉的热性，而且萝卜有消食导滞之功，萝卜羊汤喝了就非常舒服且不上火。

鸡又叫"火禽"，性质偏热，特别是炸鸡或烤鸡，热上加热，吃了更容易上火。鸡肉的传统做法是炖着吃或者煲汤，而且一定要加香菇。为什么香菇炖鸡这么美味？因为它平衡了四气。香菇长在潮湿的终日不见阳光的朽木上，自然是阴寒的，寒性的香菇恰好佐制了鸡肉的燥热之性，寒热中和了，吃了就感觉舒服养人。

鸭又叫"水禽"，性质偏寒，为什么北京烤鸭这么受欢迎？鸭子烤着吃最养生，因为经过烤制，鸭子的寒性减弱了，变得平和，自然美味又养人。

调和四气的例子还有很多，比如螃蟹是大寒之品，所以老百姓都知道蒸螃蟹的时候要加几片紫苏叶，吃螃蟹的时候要蘸着生姜调料汁，就是用辛温的紫苏叶和生姜去佐制螃蟹的寒性。再比如，羊肉是热性的，所以涮火锅的时候加蔬菜、豆腐、菌菇这些凉性的食材，一起吃的话就寒热平衡了，不容易上火。

所谓四气调和，除了通过食物之间的巧妙搭配平衡寒热温凉之外，还要和天、和地、和人相合。人和自然是一个有机整体，人生在天地间，必然要受到天地的影响，大自然的变化，比如一年四季的气候变化，就会影响人的生理活动。自然界春生、夏长、秋收、冬藏，人也相应地有一个春生、夏长、秋收、冬藏的节律性变化，这就是"天人相应"。

人要想健康，就要顺应大自然的变化，跟上自然变化的节奏，不同季节适合吃不同的食物来养生，孔子提倡"不时，不食"（《论语·乡党》）。比如夏天气候炎热，就适合多吃寒凉的食物以清热消暑，冬天气候寒凉，就适合多吃温热的食物以补阳散寒。

另外，地域不同，气候各异，造就了不同体质特点的人，这就是我们常说的"一方水土养一方人"，不同地域的居民在长期适应自然的过程中形成了不同的饮食习惯。比如我们国家东南西北不同地域的人的饮食习惯就有很大差别，南甜、北咸、东辣、西酸。如果非其地吃其食，就容易吃出问题，比如广东的凉茶拿到北方来喝，很多人就不耐受，会腹泻。北方人爱吃鸡，南方人爱吃鸭，为什么呢？北方气候寒冷，所以爱吃温热的鸡肉。而南方气候湿热，所以爱吃凉性的鸭肉。同样吃鸭子，北方人爱吃烤鸭，南方人则喜欢煲鸭汤，也与南北地域气候寒热不同有关。所以饮食养生要遵循因时因地制宜的原则。

当然,在天地人的因素中人是核心,以人为本。所以中国人的饮食讲究因人制宜,要根据不同年龄、性别、体质等个性化地搭配饮食。比如寒性体质的人适合选择温热的食物,而热性体质的人则适合选择寒凉性质的食物,这就是中国人的饮食养生之道。

食物的酸苦甘辛咸

酸苦甘辛咸是指食物的五种味道。比起寒热温凉,食物的味道就好理解多了。山楂是酸的,大枣是甜的,苦瓜是苦的,海盐是咸的,酸苦甘辛咸在中医里叫作"五味"。五味以及它们相互之间的搭配与融合赋予了食物各具特色的美妙滋味。味道除了带给人们舌尖上的享受,中医认为,还会对人体产生不同的调养作用。

酸

有个成语叫"望梅止渴",一想到梅子就满口生津,为什么呢?因为梅子是酸味的,古人通过观察和体悟发现，酸味的食物具有收敛固涩的特点，能够生津止渴、敛汗，还能开胃消食、止咳止泻。

大家都知道夏天喝酸梅汤能解暑生津，酸梅汤的主要原料乌梅和山楂都是酸味的，饮一杯清凉爽口的酸梅汤，烦渴的感觉就烟消云散了。

酸味食物还有很多，比如柠檬、杨梅、葡萄等，大部分水果都是酸酸甜甜的。中医认为"酸甘化阴"，酸味和甘味搭配在一起更有助于化生人体的阴液，所以酸梅汤中要加大量的冰糖与乌梅和山楂搭配。

什么人适合吃酸味的食物呢？当然是体内阴液不足的人，这样的人往往表现为体形偏瘦，皮肤干燥，口干口渴，大便秘结，潮热盗汗，舌质红，舌苔少等。

什么季节适合吃酸味的食物呢？除了刚刚提到的炎热的夏天，一年四季最适合"拈酸吃醋"的季节是秋天。所谓春生夏长秋收冬藏，秋天是收获的季节，瓜果飘香，也是大自然阳气收敛的季节。天人相应，人体的阳气在这个季节也要往里收了，而酸味的食物恰好能够帮助人体往里收。

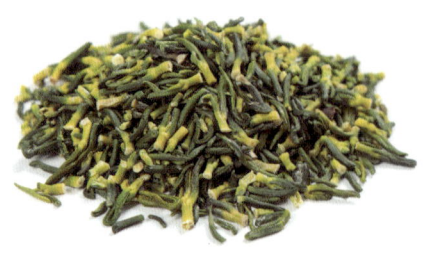

苦

有句话叫"良药苦口利于病",很少有人愿意吃"苦"。在食物类别中苦味的食材最少,比较常吃的有苦瓜、苦菜、苦菊、莲子心、绿茶等。这种味道虽然不太受人待见,不过,苦味有苦味的功效。中医认为,苦能降能泻,苦寒者具有清热燥湿、泻下降逆的作用,上面这几种苦味的食物都是寒性的,能够清热泻火,多适合热性体质的人或热性病证。

当然也有苦而性温的食物,比如饭焦,就是煮饭锅底那一层微微焦黄、焦黑的锅巴。中医认为,饭焦也是一味良药,具有和中、健脾、消食、止泻的功效,特别适合那些脾胃虚弱、消化不良、不思饮食、久泻不愈的人食用。可以把饭焦加适量水煮成锅巴粥,则焦苦之味全无,代之以焦香可口。还有药食两用的陈皮也是苦温之品,擅长理气健脾、燥湿化痰,适合痰湿体质的人。

甘

在五味之中，甘味是最受人欢迎的。食物中甘味的最多，比如粮食、豆类、薯类、水果、蔬菜、蜂蜜、牛奶等。甘和甜不完全一样，甘味的食物尝起来未必有明显的甜味，所以甘的范畴比甜更广。

中医认为，甘味具有补益的功效，能补虚和中、健脾养胃、缓急止痛。这就是为什么《黄帝内经》讲"五谷为养"。五谷之所以最养人，因为种子的生命力是最强的，它们又多是甘味的，能补益脾胃，而脾胃是后天之本，气血生化之源；加之五谷大多性平，偏性不明显，适合我们大多数人的体质，所以最养人。

再举个能尝出甜味来的例子，大家小时候吃过高粱饴吗？见过吹糖人吗？用的都是饴糖，别称麦芽糖，入口甜蜜甘醇，是小孩子的最爱。记得小时候每年腊月二十三小年这一天都会吃黏牙的麦芽糖，祭灶王爷。饴糖既是美食，更是良药。中医著名的古方小建中汤中就有它的身影。古人认为饴糖能"补脾精，化胃气，生津，养血，缓里急，止腹痛"（《长沙药解》）。

辛

再说说辛味。辛经常跟辣连在一起，辣味的菜肴现在风靡大江南北，很多人是"无辣不欢"。不过辛和辣也有区别，辣归属于辛，而辛味的食材不一定是辣的。凡是有特殊气息的植物大多归于辛味，所以辛味的食材除了辣椒，还有葱、姜、蒜、八角、花椒、胡椒、洋葱、韭菜、茴香苗、茼蒿、桂花、茉莉花、陈皮、艾叶等。

辛味的食材能行能散，大多具有散寒、行气、活血、祛湿的功效。老百姓都知道受凉了喝姜汤，鼻塞了用葱白煮水饮用或熏鼻，所谓"葱辣鼻子蒜辣心"，临床多用于治疗风寒感冒、气滞血瘀、湿滞痰阻等病证。

哪个季节最适合吃辛味的食物呢？答案是春天。因为春天是阳气升发的季节，辛味能够助推阳气往外往上走，所以韭菜被誉为春季第一菜，还有香椿芽、薄荷、花椒叶都是春天里的美味。那么哪个季节最不适合吃辛味的食物呢？当然是秋天。因为秋天是阳气收敛的季节，过食辛辣不利于阳气内收和敛降。

咸

最后说说五味中的咸味。咸被誉为"百味之首"。为什么这么说呢？咸是各种菜肴的基本味，素有"无咸不香""无咸不鲜"之说。咸的味觉来自盐，盐作为最重要的调味品，能增强甜味、提高鲜味、遮掩异味，还能保鲜防腐。当然除了盐以及用盐腌渍而成的各色酱菜、腐乳等，像海蟹、牡蛎、海参、鲍鱼、海带、紫菜等海产品，还有猪肉、鸭肉，都是咸味的。

中医认为，咸味具有软坚散结、泻下通便的作用，比如海带，临床就常用来治疗结节和囊肿类疾病。另外，咸味入肾，上面提到的这些动物性食材，都有补肾滋阴、益精填髓之功。

比如海参，历来是滋补佳品，其味咸性温，能"补肾经，益精髓，消痰涎，摄小便，壮阳疗痿，杀疮虫"（《食物宜忌》）。葱烧海参是鲁菜的代表菜，营养又美味。另外，给大家推荐小米海参粥，做法简单，超级滋补。

食物的味道，除了五味之外，其实还有淡味和涩味。中医一般将淡味与甘味并列，即"淡附于甘"，而将涩味与酸味并列,即"涩附于酸"。

淡味的食物多具有渗湿、利尿的功效。比如玉米须,就是甘淡之品,不寒不热,性质平和,与冬瓜皮、赤小豆配合煮水代茶饮有利尿消肿、清肝利胆之功效,也是高血压、糖尿病的食疗佳品。

涩味与酸味作用相近,多具有收敛、固涩的作用。比如石榴皮,味酸涩,性温,具有涩肠止泻、止血、驱虫的功效。《滇南本草》记载:"治日久水泻,同炒砂糖煨服,又治痢脓血,大肠下血。"

再比如银杏果,也叫白果,也是涩味的,有敛肺定喘、止带浊、缩小便的功效。白果口感软糯,可以炒食、煮汤、煮粥、做糖水等等,像白果银耳莲子羹、白果猪肚汤、白果薏仁饮、西芹炒白果,都非常美味。不过要注意白果有小毒,一定要熟食,而且不能过量,成人以每日不超过 4~5 颗为宜。

谨和五味

根据中医理论,"五味入胃,各归所喜,故酸先入肝,苦先入心,甘先入脾,辛先入肺,咸先入肾，久而增气，物化之常也"（《素问·至真要大论》）。就是说，人体的五脏六腑对味道各有所喜，不同的味入不同的脏腑，调养该脏腑的功能。比如，酸入肝养肝，能够增强肝的功能；苦入心养心，能够增强心的功能。以此类推。

那是不是为了增强某个脏腑的功能，其所喜的味道就应该尽可能多吃呢？这就需要考虑脏腑之间的关系了。人体的肝心脾肺肾五脏之间是存在着相生相克、相互制约的关系的，一脏的功能过强或过弱，都会影响到其他脏腑，所谓"牵一发而动全身"。

举个例子，根据中医五行理论，木克土，即肝克脾，生理状态下肝气的疏泄和升发有利于脾土的健运。但是如果过食酸味的食物，补了肝体，导致肝气过旺，那么肝就会"欺负"脾，导致脾失健运，脾气亏虚。同理，过食咸味的食物，肾气过盛，肾属水，水克火，会影响到属火的心，导致心气不足。过食甘味的食物，脾气过旺，脾属土，土克水，会影响到属水的肾，导致肾虚。

《黄帝内经》中有一大段文字描述五味偏嗜对五脏的伤害："是故味过于酸，肝气以津，脾气乃绝；味过于咸，大骨气劳，短肌，心气抑；味过于甘，心气喘满，色黑，肾气不衡；味过于苦，脾气不濡，胃气乃厚；味过于辛，筋脉沮驰，精神乃央。"只有做到谨和五味，才能"骨正筋柔，气血以流，腠理以密，如是则骨气以精。谨道如法，长有天命"。

其实调和五味历来是中国饮食文化的精要。中国传统烹饪技法讲究"有味使之出，无味使之入"。八大菜系里的一道道珍馐佳肴无一不是五味调和的杰作。那么五味到底应该怎么调和呢？举个简单的例子吧。

酸梅汤是传统的夏日解暑饮品，已有上千年的历史。酸梅汤的配方源于清宫御茶坊。清朝时，酸梅汤曾经风行于宫闱，尤其受乾隆皇帝喜爱。"铜碗声声街里唤，一瓯冰水和梅汤"就是对当时北京街头叫卖酸梅汤场景的描述。酸梅汤之所以如此风靡一直到今天，在于其酸酸甜甜、沁人心脾的口感，而其精髓在于掌握了五味调和之道。

我们简单分析一下，酸梅汤的主料是乌梅和山楂，味极酸，酸太过容易伤脾，所以加了大量冰糖，还有甘草，甘味能入脾顾护脾胃之气，防止酸味克伐，同时中医认为"酸甘化阴"，酸味与甘味食材的搭配融合能够化生人体的津液，所以酸梅汤有非常好的止烦渴的功效。

如果酸梅汤只用这四味原料熬煮，味道还不够醇和，传统配方中还有一味陈皮和少许桂花，虽然量不多，可是不能少。因为陈皮是辛味的，桂花也有甜甜的辛香气息，辛能行能散，能够佐制乌梅和山楂的酸收太过，使这款饮品以酸敛为主，但收中有散，有了灵动之感，可谓点睛之笔。

食物的色与形

大自然馈赠给食物以不同的色彩与形态。中国人在几千年的实践中发现食物的色与形与食物的功效之间有着许多微妙的联系。先说说颜色，中医把食物的颜色归为五种，青赤黄白黑，根据五行理论，五色与五脏关系密切，"五色入五脏"，青色入肝、赤色入心、黄色入脾、白色入肺、黑色入肾，也就是说不同颜色的食物入不同的脏腑，养生保健的功效靶点是不同的。

青色食物五行属木，与肝通应，其共性是入肝养肝。五脏中的肝主疏泄，性喜条达而恶抑郁，所以肝以"疏"为养。蔬菜这一大类中绿色的品种最多，"蔬者疏也"，蔬菜大多具有疏通畅达的功效，尤其多吃绿色蔬菜有养肝疏肝的作用，比如菠菜擅长养血平肝，芹菜擅长清肝泄热，其他还有油菜、青椒、西兰花、绿豆、绿茶等。

赤色食物五行属火，与心通应，其共性是入心养心。五脏中的心主血脉，主神志。比如大枣，色红入心，有养心血、安心神的功效。再比如山楂，大家都知道山楂能消肉食积滞，殊不知山楂生用有非常好的活血化瘀的作用，现代药理研究证实，山楂可增加冠状动脉血流量，降低心肌耗氧量，对心肌缺血缺氧有改善作用。赤色的食物还有红小豆、红米、石榴、草莓、西瓜、红辣椒、红萝卜、西红柿、龙眼肉等。

黄色食物五行属土，与脾通应，大多具有健脾养脾的功效。五脏中的脾主运化，是后天之本，气血生化之源。比如胡萝卜，色黄入脾经，健脾养胃，被誉为"小人参"，其补益效果可见一斑。《本草纲目》云其能"下气补中,利胸膈肠胃,安五脏,令人健食"。再比如板栗,原产于我国,有"干果之王"的美誉。糖炒栗子可是自古就有的著名传统小吃,油光锃亮,香甜可口,还有板栗粥、板栗炖鸡也是既美味又滋补的佳肴。板栗色黄入脾经,"主益气,厚肠胃"(《名医别录》)。《玉楸药解》评价:"栗子,补中助气,充虚益馁,培土实脾,诸物莫逮。"黄色食物还有小米、大黄米、玉米、黄豆、南瓜、地瓜、土豆等,也有很好的健脾功效。

　　白色食物五行属金,与肺通应,大多具有养肺润肺的功效。比如山药,色白入肺经,有很好的生津益肺的作用,《本草纲目》称其能"润皮毛",中医认为肺主皮毛,故山药之所以能滋润肌肤、美容养颜也是因为入肺经。荸荠也入肺经,清肺热、化痰涎、消积滞。中医古籍《温病条辨》中有一个著名的药膳方——五汁饮,原料有荸荠汁、莲藕汁、梨汁、鲜麦冬汁、鲜苇根汁,五汁皆色白入肺经,共奏甘寒清热、生津止渴之功。除了山药、莲藕、荸荠、梨,白色食物还有粳米、糯米、芋头、百合、牛奶、银耳、莲子等。

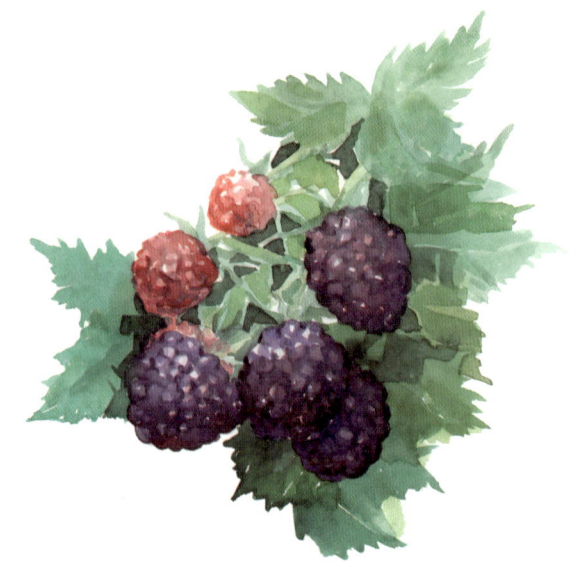

　　黑色食物五行属水,与肾通应,大多具有补肾益肾的作用。比如桑椹,色黑入肾经,《滇南本草》称其"益肾脏而固精,久服黑发明目"。还有黑芝麻,也入肾经,有补肝肾、益精血、润肠燥的功效。黑芝麻可以做成很多美食,比如香醇的黑芝麻糊,香甜的黑芝麻丸,还有黑芝麻阿胶糕,都是养肾益精的食疗佳品。特别向大家推荐一款家常版的黑芝麻糊,做法非常简单,原料就三种,黑芝麻、黑米、糯米各50克,洗净放入豆浆机中,加水1 000毫升,打成米糊即可。口感香浓细滑,滋补效果绝佳。除黑芝麻、黑米、桑椹之外,黑色食物还有黑豆、黑枸杞、黑枣、黑木耳等。

当然，食物的颜色与功效之间并非百分百吻合，况且有的食物还兼有其他颜色，所以应当灵活对待。

除了食物的颜色与功效密切相关，食物的形状有时也能够帮助我们判断它的功效。中医学中历来有"以形补形"的观念。所谓"以形补形"，简单地说，就是根据食物的物象，推测出其功效，进行食养。它是中医文化中"象思维"的延伸，即取象比类。

比如核桃形似人脑，所以核桃被认为具有补脑的功效。具体而言，核桃仁可入肾、肺和大肠经，入肾补肾精，肾精充足了可以化生髓，髓可充脑，因此核桃是益精填髓健脑的良品。现代实验研究也证实，核桃中的核桃肽不仅可以促进小鼠幼年学习记忆能力的发育，还能发挥预防老年记忆减退的作用。

再如黑豆，形状像人的肾脏，入肾经，有补肾益精的功效，被称为"肾之谷"。肾精充足了，就能化血，进而充养头发、眼睛等组织和器官，因此能发挥乌发、明目的效果。中医学认为，肾主水，也就是说水液的代谢、尿液的生成和排泄与肾有密切的关系。黑豆入肾，因此还有补肾利水的功效，临床上有将黑豆放置在猪肚内炖服的药膳方，以治疗肾虚腰痛、夜尿频多。

同理，板栗形状也像人的肾脏，也入肾经，被称为"肾之果"，能补肾强筋，《千金要方·食治》谓之"生食之，甚治腰脚不遂"。

此外，莲藕孔洞贯通，古人从莲藕外在之"象"推演其功能，认为莲藕有活血、通气之功效。因此，可用以治疗瘀血证。丝瓜络呈蜂窝状，组织很蓬松，有孔洞，能通利，李时珍在《本草纲目》中就指出丝瓜能"通经络、行血脉、下乳汁"。

李时珍《本草纲目·兽部》中明确提出了"以脏补脏"的观点，指出"以胃治胃，以心归心，以血导血，以骨入骨，以髓补髓，以皮治皮"。比如猪肚，味甘性温，入脾胃经，能补虚损、健脾胃。《本草经疏》云："猪肚，为补脾胃之要品，脾胃得补，则中气益，利自止矣。"

食物的化与运

饮食物的消化吸收和代谢过程，是全身性的生理活动，涉及五脏六腑，是脾、胃、肝、胆、小肠、大肠、肺、心、肾等脏腑互相配合而完成的。简单来讲，饮食物经口腔、食管先进入胃，在胃中经过初步的研磨消化变成食糜，然后推送入小肠，小肠负责"泌别清浊"，即经过小肠消化后的饮食，分为水谷精微和食物残渣两个部分，其中食物残渣下传入大肠，经大肠传导排出体外，而水谷精微则上输于脾，再由脾上输于心、肺，通过心肺的作用化生气血，再经脉络布散至全身。

饮食物的化与运与脾胃的关系尤为密切，胃主受纳，脾主运化，两者共同协作，把水谷精微转化为气血津液，输布全身，内养五脏六腑，外养四肢百骸、皮毛筋肉，所以脾胃被誉为"后天之本""气血生化之源"。脾胃功能的强弱对身体的健康水平以及疾病的发生发展和预后起着至关重要的作用。

脾胃位于人体中焦，是人体气机升降的枢纽，一旦脾胃受伤，水谷无法转化为气血津液，也无法运输，全身的组织器官都将得不到营养，"内伤脾胃，百病丛生"（《脾胃论》）。

古代医生常通过观察胃气的强弱来判断病情的预后，如果饮食尚可，说明胃气尚存，即使病情很重，一般预后也较好；如果饮食不进，往往预后不良，即"有胃气则生，无胃气则死"。《伤寒论》中保胃气思想贯穿全书，认为难治危症，久病痼疾，必先救胃气，保得一分胃气，便有一分生机。

所以人要健康长寿，首先要调养好脾胃。不管是饮食养生还是饮食治疗都要以脾胃为本，时时注意固护脾胃之气。《景岳全书》说："盖人自有生以后，惟赖后天精气以为立命之本"，是以养生家必以脾胃为先。

当然，饮食物的化与运除了与脾胃关系密切，也离不开肝、肺、心、肾这四脏的通力协作。肝脏的一项重要生理功能就是主疏泄，能够促进食物的消化和吸收。土得木而达，食气入胃，全赖肝气疏泄而水谷乃化。所以当肝气不条达，比如情志不畅导致肝气郁结的时候，就容易影响到饮食的消化吸收，出现食欲不振、脘腹胀满、嗳气泛酸等，老百姓常说的"气都气饱了"，就是肝郁乘脾导致的。所以要保证饮食正常的消化吸收，还要注意进食的心情，心情舒畅，肝气畅达，运化就好。

肺脏位居人体的上焦，主宣发和肃降，《灵枢·营卫生会篇》云"谷入于胃，以传于肺，五脏六腑皆以受气"，肺将脾所转输的水谷精微，布散到全身，外达于皮毛，以濡养五脏六腑、四肢百骸、肌腠皮毛，所以也是功不可没。

心属火，脾属土，火生土，有心的滋养温煦和推动，脾气才健旺，"脾之所以能运化饮食者，气也，气寒则凝滞而不行，得心火以温之，乃健运而不息，是为心火生脾土"（《医碥·五脏生克说》）。"食气入胃，浊气归心，淫精于脉"，水谷精微中的稠厚部分输布于心，由心输送到血脉，通达全身。

肾藏精，是先天之本，脾阳根于肾阳，脾在对食物的运化过程中须赖肾中精气的充养、肾阳的温煦，其功能才能正常发挥作用。

可见，饮食物的化与运除了胃的腐熟、脾的运化、小肠泌别、大肠传导外，还需要肝气的疏泄、肺气的宣散、肾阳的温煦以及心脉的运输，脏腑之间相互协作，才能保证饮食的消化吸收代谢过程正常进行。所以饮食调养不但要以脾胃为本，还要注意协调平衡五脏之间的关系，五脏同调，"谨察阴阳所在而调之，以平为期"（《素问·至真要大论》）。

02

小材大用

　　饮食既能果腹充饥，又可愉悦身心。千百年来，中国人心怀对天地的感恩、对饮食的独特认知和特殊情感，精心挑选各种食材，通过巧妙的搭配组合，制作出精美的一日三餐，维系着生命的存续与健康。正如《黄帝内经》所言"五谷为养，五果为助，五畜为益，五菜为充，气味合而服之，以补精益气"。伴随着五谷、五果、五畜、五菜等各类食材的相遇、相宜、相生、相克，中国人将自然、有序、和谐、共生的理念融入三茶六饭中，又将对生命的珍视及对身心和美的精神追求倾注进佳肴美馔里。

五谷为养

五谷丰登一直以来是中国人对幸福生活的形象描述与向往追求。"五谷"是什么呢?《诗经》《尚书》中已有"百谷"的说法,用以指代各种粮食。后来,受当时阴阳五行学说的影响,开始有了"五谷"的称谓。例如,《论语·微子》中就有"四体不勤、五谷不分"的描述。

受自然环境、历史文化等因素的影响,五谷所指代五种粮食的内容也有所不同。收集历史上对"五谷"含义的阐释,可有百余种之多,其中比较有代表性的说法有两种。一种说法认为五谷是稻、黍、稷、麦、菽;另一种说法认为五谷是麻、黍、稷、麦、菽。两种说法的差别只是稻、麻二物。另外,在战国时期的著作《吕氏春秋》中,禾、黍、稻、麻、菽、

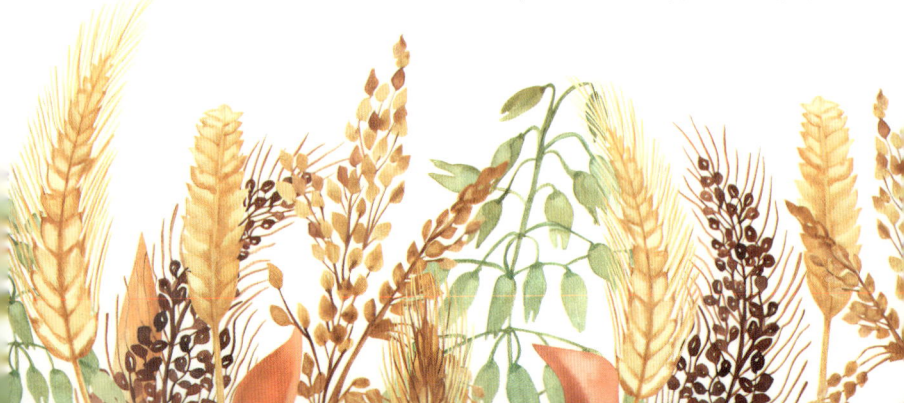

麦这六种作物是合而论之的，也就是说，稻、黍、稷、麦、菽、麻是当时的主要作物，可以称为"六谷"。随着社会经济、农业生产的发展及生活文化的变迁，五谷的内涵在不断地演化，"五谷"也已经成为粮食作物的总名称，泛指各种粮食作物。

中国人是怎样看待五谷的呢？与现代欧美国家以肉蛋乳为主的膳食结构不同，中国传统的膳食结构恰恰是以粮食为主的，也就是《黄帝内经》中描述的"五谷为养"。这种饮食习惯从中国人的日常用语中可以反映出来，例如中国人常说"人吃五谷杂粮"，还将进食用餐直接称为"吃饭"。在中国，米面等粮食做成的食物普遍称为"主食"，而肉蛋蔬果做成的菜肴则称为"副食"。在中国，历史上很多上层贵族富豪，即使有足够的肉食可供选择，仍然坚持孔子所说的"肉虽多，不使胜食气"（《论语·乡党》）的原则。

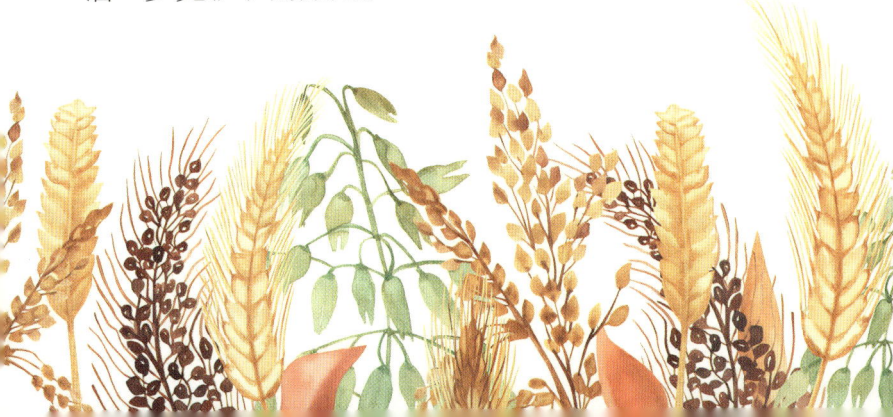

可见，五谷是中国人餐桌上必不可少的最主要食材，对于中华民族的繁衍生息发挥了重要的作用。正如清代养生家李渔在他的著作《闲情偶寄》中所说的"食之养人，全赖五谷"。

中医学认为，"精"是构成人体和维持人体生命活动的本源。本源就是最原始的物质，是为生命活动提供原动力的物质。《黄帝内经》中就有"人始生，先成精"的说法。人体之精可以继续化生气、血、津液、髓等精华物质，为人体的生命活动保驾护航。另外，在日常生活中，我们一般是"精""神"并称。这说明精是神的物质基础，也就是精还能够化神，精、气、神被称作人身"三宝"，共同主宰着整个生命活动。所以在生命走向衰老的过程中，人体之精会逐渐衰退。换言之，精从根本上决定了人体生长壮老已的生命过程。《黄帝内经》中就对以不良的生活方式过度消耗精气的行为进行了批判，指出人过早衰老乃至死亡的根本原因就是"欲竭其精"，即过度消耗人体的精。

精对生命如此重要，它又是怎样生成的呢？精的生成有两个来源，一个是从父母那里禀受，这种来源的精叫作"先天之精";另一个就是出生之后,通过摄入的水谷获得,这种来源的精叫作"后天之精"。这两种精相互资助,共同为生命活动提供物质基础。可见,水谷是生成后天之精的重要来源。从"精"字的"米"字偏旁也不难看出这一点。

另外,在日常生活中,我们也会有深切的体会。如果不能及时摄入水谷,人很快就会感到头晕、乏力。《黄帝内经》也对这种情况进行了描述,说:"谷不入,半日则气衰,一日则气少矣。"因此,中医学认为,摄入水谷是非常重要的,水谷是化生精、气、血、津液、神的重要来源。如果长期水谷摄入不足,就会导致精、气、血、津液的不足,甚至出现神的异常。《黄帝内经》中指出:"人以水谷为本,故人绝水谷则死。"

从营养学的角度而言,日常摄入的五谷,即粮食作物,是植物的种子。种子有什么特点呢?种子是浓缩的精华,一株植物的生长就是从种子的萌发及破土而出开始的,因此种子具有巨大的能量。现代科学研究也发现,谷类种子中含有大量的蛋白质、糖、维生素、矿物质、膳食纤维等人体所必需的营养素。因此，作为种子的谷物，营养价值是非常高的。

总之，在万年以前，智慧的古人选择了植物的精华——谷物作为食物的主要来源，并在农耕文明发展的进程中不断加深对谷物的认识，创新、推广谷物的应用，也正是五谷进一步长养了中国人的精气神，从而创造了辉煌灿烂的中华文明。

如今，五谷仍然是我国人民的主要食物，主要包括粳米、小米、玉米、高粱，以及薯类、豆类等。五谷又是怎样发挥"养"的作用的呢？中医学认为，"五谷最养脾，天生万物，独厚五谷"。这就是说五谷具有健运脾胃的作用，中医学认为脾胃是后天之本，脾胃功能强大了，就可以化生充足的水谷之精，进一步化生气、血、津液、神，从而保障人体的生命活动和维护人体的健康。从性味上来说，谷物大多具有"甘"味。中医学认为，甘味的食物一般能入中焦脾胃，发挥健运脾胃的作用。具体而言，每一种谷物又各有其功效和特点。现将日常所用谷物作粗略介绍，以窥"五谷为养"之大貌。

小麦

小麦主要在北方种植。小麦的生长周期是秋播、冬灌、春穗、夏收。二十四节气中的一个节气名为小满，取"麦穗渐满"之意。该节气的出现标志着仲夏时节的到来，此时小麦灌浆，种子逐渐饱满，即将成熟。

中医学是怎样看待和应用小麦的呢？中国人是将万物置于天地一体的环境与整体文化背景中去认知和体悟的。如上所述，小麦是在经历了寒冬之后而逐渐成熟的。当冬天万物凋零的时候，小麦苗却是郁郁葱葱的。民间有句谚语叫"瑞雪兆丰年"，说明天气越冷，霜雪越大，给小麦盖上了一层"棉被"，来年的小麦长得越好，否则就会有病虫害等问题出现，影响小麦的质量。中国南方地区冬季的气温较高，降雪较少，因此不是小麦生长的最佳环境，这也是北方是小麦的主产区的原因。从小麦的生长环境和条件可知，小麦是经历了严寒"考验"的，而其自身若没有温热之性，是不能耐受这种"风刀霜剑严相逼"的。所以中医学认为，从寒、热、温、凉的角度而言，小麦性当偏温。

另外，古人认为小麦的不同部位及存放的时间也会影响到其性质。例如，唐代的一部药物学著作《本草拾遗》中就提及小麦的"皮寒、肉热"，说明小麦的外皮偏寒凉，而内里的部分性偏热。再如，明代医家李时珍在他的著作《本草纲目》中就提出："新麦性热，陈麦平和，小麦面甘、温。"也就是说，新收获的小麦性质偏热，而放置一段时间的陈小麦则更加趋于平和。小麦制作的面粉性质则是温性的。

对于辛、甘、酸、苦、咸五味来说，我们在吃馒头、包子、饺子、面条等小麦制作的食物时，能明显感受到"甘"味，即"甘"应当是小麦的主味。对于小麦的归经，中医学认为，一方面，因其"甘味"，归属脾经；另一方面，中医学认为"麦属火，心之谷"，指出小麦还归属心经。因为甘味归脾经，所以小麦具有健脾的功效。脾胃健运了，化生充足的水谷之精，进而化生气血，就能充养肌肉，增长力气。正如《本草拾遗》中所言："小麦面，补虚，实人肤体，厚肠胃，强气力。"

此外，小麦还归心经，具有养心、除烦、止渴等功效。中医学中有一个非常著名的方剂，叫作甘麦大枣汤。该方剂是由小麦、甘草、大枣组成的。古人用该方治疗妇人脏躁。什么是脏躁呢？中医学认为心主神志，也就是人的精神情志活动都由心所掌控，妇人脏躁就是因为心不得清净，神躁扰不宁，所以患者表现为喜悲伤、欲哭等精神情绪异常的症状。女性在更年期就常出现此类不适。这个方剂中之所以使用了大量的小麦，就是使其发挥养心除烦的功效。宋代医书《太平圣惠方》中也提到小麦饭能治疗"烦热、少睡、多渴"，即小麦做的饭能调节心烦、口渴、失眠等心神不安的情况。

平常食用小麦面制作的食物，我们还应当注意控制食用量。当食用过多的未发酵的面食时，常常难以消化，可能会引发腹胀、腹痛、恶心、泛酸等不适。前面提及小麦面偏热，过量食用可能会积聚在胃肠道，阻滞气血的运行，时间长了还会化湿化热，进而损伤脾胃。正如清代药物学著作《本草备要》中提到小麦面能"壅气作渴，助湿发热"，并提出"陈麦良"。儿童属纯阳体质，脾胃又很娇嫩，摄入小麦面时应当尤为注意。

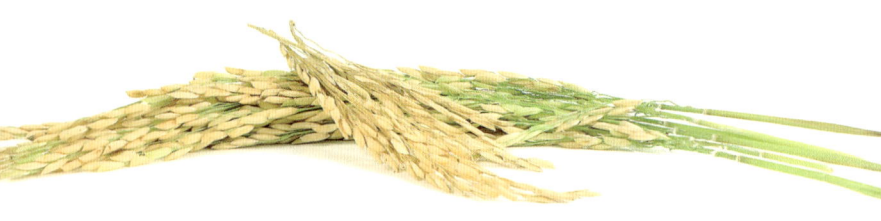

稻

"稻花香里说丰年,听取蛙声一片"。水稻是我国乃至世界上最重要的粮食作物之一,它提供了全球近50%人口的食物来源。中国是世界上最早种植水稻的国家。2006年,考古学家在浙江省金华市浦江县黄宅镇境内的上山遗址发现了一粒距今一万余年的完整的原始栽培的炭化稻米,这进一步证明了中国是世界稻作文明的起源地。一直以来,中国人不断总结、创新水稻的种植与栽培技术,培育优良水稻品种,为世界人民的繁衍生息作出了重要贡献。

在中国历史上,随着经济重心的南移和插秧技术的成熟、推广,宋代时,稻米超过粟和小麦,成为中国最重要的粮食。稻的品种较多,大多数稻因种植在水田之中,故称为"水稻"。也有少部分稻种植在旱田之中，称为"旱稻"。根据成熟的早晚，稻又有早稻和晚稻之分。根据稻米的黏性程度，又分为籼、粳和糯三种，其中籼米的黏性最弱，粳米较强，糯米最强。生活于平原地区的人们，多用粳米、籼米做饭熬粥，或做发糕、米皮、米线，用糯米包粽子、包汤圆、做年糕、酿酒。生活在山区的少数民族，多以耐饥的糯米为主食。南方人普遍以稻米为主食，故南方的"饭"特指大米饭。因其色白，大米饭又被称为"白饭"。

中医学是怎样认识和应用"稻"这种谷物的呢？一般而言，各类稻中，粳米的应用最为广泛。水稻在南方一般为一年两熟，少数地区可达到一年三熟。一年两熟的水稻在6月收割早稻后，晚稻于6月下旬至7月种，10月下旬至11月收。而北方水稻生长周期和南方不同，一般只能一年一熟，种植时间多为4月中旬，收获时间多为8月。可见，水稻一般生长在南方比较炎热的春季和夏季，从寒热温凉的属性来看，水稻本身应禀赋偏凉才能耐受炎夏酷暑。

就五味而言，无论日常生活食用的大米粥还是大米饭,都有明显的甘味,因此"甘"味是粳米最主要的味道。甘味入脾胃,所以粳米最主要的功效就是补气健脾。明代药物学著作《本草经疏》中就记载粳米"虽专主脾胃,而五脏生气,血脉精髓,因之以充溢,周身筋骨肌肉皮肤,因之而强健"。说明粳米补气健脾的功效非常显著,中医学认为脾胃为后天之本,气血生化之源,脾胃健运了,就能够化生充足的水谷之精、气血,从而充养五脏,充实血脉,化生精髓,进而充养外在的皮肉筋骨,人的身体就强健。

粟

"春种一粒粟,秋收万颗子。"粟是五谷之首。黄河流域史前考古发掘的粮食作物以粟为多。直到唐代以前,粟一直是中国北方民众的主食之一,通称"谷子"。至秦汉时期,粟是种植最多的谷物,唐宋时期也在中国南方提倡种粟。直到宋末,稻、小麦逐渐发展,粟才退居二线。粟的种子剥去外壳以后就是我们食用的小米。粟为喜温、耐旱、短日照作物,对土壤要求不高,适应性和生命力都很强。

在抗日战争和解放战争时期,共产党领导的军队就是用"小米加步枪"打败了装备精良的敌人。在中医学中,粟也被认为具有显著的食疗效果。从寒热温凉之性来说,粟米性偏凉。从五味而言,粟米有甘、咸二味。从颜色而言,粟米色黄。综合粟米的性味,味咸入肾,味甘色黄入脾胃,所以清代医家黄宫绣在药物学著作《本草求真》中说粟米"专入肾,兼入脾、胃"。对于粟米的功效,入肾就可以养肾气,甘凉入脾就可以"去胃脾中热,益气"。也就是说,粟米具有健运脾胃、清脾胃热、滋阴养肾气、利小便等功效。

菽

"中原有菽,庶民采之。"菽是豆类的总名。孔子的学生子路曾经抱怨伤贫无以为孝,孔子答复说:"啜菽饮水尽其欢,斯谓之孝。"意思是说,家虽然贫,如果能博得父母高兴,就是奉养父母吃豆粥、喝白开水也是孝顺的。所以就有了"菽水承欢"这一成语,用以比喻家虽贫,却能尽孝道。可见,菽也是古人特别是平民百姓经常食用之物。

如今，我们常食用的豆类主要有黄豆、黑豆、赤小豆、绿豆等。中医学认为黄豆性质平和，味甘，归脾胃经和大肠经，具有健运脾胃利水以及宽中导滞的功效，可以用于食积、泄泻、腹胀等病证的调理。需要注意的是，古代医家认为炒熟的黄豆"甘壅而滞"，如果大量食用会"壅气、生痰、动嗽"，即可能会导致全身气的运行不通畅，化生痰湿，引发咳嗽等。因此，"物无美恶，过则为灾"，我们在食用炒黄豆时，还应该有所节制。

赤小豆是中医学临床经常使用的药食同源谷物。也就是说，赤小豆既是食物，也是治疗疾病的药物。赤小豆最主要的功效是利水。我国现存最早的药物学著作《神农本草经》中记载赤小豆"主下水"。世界上现存最早的中医食疗专著《食疗本草》中就记载用赤小豆"和鲤鱼烂煮食之"，能够治疗全身水肿、腹水等病症。同时，时下有很多减肥食品也选用赤小豆，例如赤小豆薏苡仁茶、赤小豆荷叶茶等，都是基于赤小豆"利水"的功效。但是需要注意的是，虽然赤小豆有利水的功效，但是如果食用过量，或者使用者体内无痰湿壅盛，则会耗伤体内的津液，出现口渴、干燥等不适。所以南朝名医陶弘景就指出赤小豆"性逐津液，久食令人枯燥"。

黍

"但愿年年好风雨，侬衣有桑食有黍，长迎社神击社鼓。"黍的籽实呈黄色，性黏，去皮后称黄米。在古代，黍常与稷连读为黍稷。据先秦时期的文字资料记载，在商周时代，黍与稷并列为最重要的粮食作物。有学者研究发现，在殷墟卜辞中，卜黍之辞达106条，其出现频率较其他粮食作物要高得多；到春秋时代，黍的地位仍然居于前茅。

中医学认为，黍味甘性温，味甘色黄入脾胃，具有温补脾胃的作用。但是因为黍米性偏温热，所以如果过多食用会出现热盛、烦躁的表现。另外，黍是酿酒的良好材料。例如，山东著名的黄酒即墨老酒就是选用黍米配合崂山麦饭石水和陈伏麦曲，采用"古遗六法"酿造而成，该品具有温补脾胃、活血化瘀等功效。

五果为助

果的含义原为木本植物之实，先秦时期的"五果"指李、杏、枣、桃、栗，均为树木之实。后世果的含义不断扩大，并逐渐演变为用"五果"泛指各种水果、干果和坚果。果类富含维生素、纤维素、糖类和有机酸等物质，是人们平衡膳食、保障身体健康不可缺少的辅助食品，故《黄帝内经》谓之"五果为助"。

从中医学的角度而言，五果助养机体，味多以酸甜为主，具生津除烦、止咳化痰、开胃消食、润肠通便等作用。现将日常食用水果、干果、坚果略做概述。

山楂

"晚果红低树，秋苔绿遍墙。"山楂是重要的药食两用之物，具有明显的酸味，所以入肝经，同时山楂又具有甘味，能够入脾经。山楂的功效主要涉及两个方面。一是山楂能够消食化积，对于化肉食积滞有显著的疗效。厨师在煮牛肉时常常加入些许山楂片以加速其软烂。古代有医家在治疗肉食摄入过多不消化导致食积时,就嘱患者"山楂四两,水煮食之,并饮其汁"。另一方面,山楂有活血化瘀的功效,广泛应用在临床各种血瘀病证的调理中。食用山楂有一些注意事项。一是山楂消食化积的力量很强,多食耗气,空腹状态下以及身体气虚羸弱的人不应食用;山楂味酸,胃酸分泌过多经常烧心泛酸的人不宜食用。此外,过食山楂还会损齿。

桃

"嘉树下成蹊,东园桃与李。"桃子是备受民众欢迎的水果之一。中医学认为,桃子味酸、甘,性温,归肺和大肠经,具有生津液、润肠道、活血化瘀、消积滞的作用。因桃子性偏温,阳热体质以

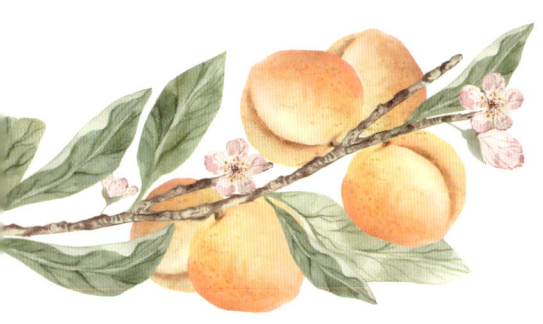

及患热病者不可过多食用，正如《名医别录》中所告诫："多食令人有热。"

杏

"梅子金黄杏子肥，麦花雪白菜花稀。"杏是五果之一，味酸、甘，性温，归肺经和心经。酸甘可以化阴，因此杏具有生津止渴、润肺定喘的功效。日常生活中，当出现肺燥咳嗽、津伤口渴的情况时，我们可以食用杏。但是要注意的是，杏偏温，多食容易聚而生热。儿童是纯阳之体，阳气非常旺盛，如果过多食用杏，可能会导致"疮痈及上膈热"。

枣

"秋来红枣压枝繁，堆向君家白玉盘。"大枣既是营养美味的食物，又是疗效显著的药物。大枣性温味甘，被称为"脾之果"，是补中焦脾胃的良品。中焦脾胃健运了，就可化生充足的气血，进而充养全身，气血充足了，可以养神，所以大枣养血安神的功效非常突出。如果脾胃虚弱，不能运化水谷，就可能会出现食欲不振，大便偏稀、不成形，进而不能化生充足的气血以充养全身，就会导致倦怠乏力等不适；另外，心主血脉，气血不足不能养心，就会出现心慌、失眠等异常表现。此时，可以用大枣来治疗上述脾胃虚弱、气血不足、食少便溏、倦怠乏力、心悸失眠等病证。另外，大枣甘缓，所以有"和百药"之功，临床组方用药时，常常配以大枣调和诸药。

栗子

"老去日添腰脚病，山翁服栗旧传方。"栗子是"五果"之一，具有补肾健脾之功。唐代医家孙思邈就指出："栗，肾之果也，肾病宜食之。"依据中医学的理论，栗子味咸、甘，性温，入脾、胃、肾经，能够养胃健脾、补肾强筋。具体而言，栗子能补益脾胃化生气血，还能补肾气。另外，栗子的饱腹感很强，非常耐饥饿。《名医别录》中记载栗子"主益气，厚肠胃，补肾气，令人耐饥"。肾位于腰部，腰为肾之府，肾精、肾气不足可出现腰膝酸软无力等表现。基于栗子补肾的功效，古人提出食用栗子，配合猪肾煮粥治疗肾虚导致的腰膝酸软、腿脚无力。

五菜为充

菜的本义是指可食用的草本植物，中国古代的"五菜"专指韭、薤、葵、葱、藿五种草本植物。后来，但凡可以食用的草本植物，均可称之为"菜"，故明代李时珍《本草纲目》称"凡草木之可茹者谓之菜"。从食用"菜"的历史而言，菜最早为野生，由人们采而食之，故称"野菜"。部分野菜经过驯化，培育成了家蔬。从生长环境而言，菜可分陆生和水生两种。蔬菜是日常生活中必不可少的副食，即《黄帝内经·素问》所说的"五菜为充"。如果不能保障蔬菜的正常摄入，会影响人们的健康，所以古人称"蔬不熟为馑"。

韭菜

"平章春韭秋菘味，拆补天吴紫凤图。"韭菜是中国人非常喜爱的一种蔬菜。韭菜为"五菜"之一，《诗经·豳风·七月》当中就有记载"四之日其蚤，献羔祭韭"。说明当时韭菜是和羊肉一样作为祭品供奉的，可见其受重视的程度。中医学认为，韭菜味辛、性温，辛则能散、能通，温则祛寒，其温补阳气的功效尤为显著，所以韭菜又名"起阳草""壮阳草"。韭菜归肾、脾、胃、肝、肺经，具体而言，韭菜能够补肾阳、温补中焦脾胃、行气、活血化瘀，可以用于肾虚阳痿、胃寒腹痛以及阳气不足导致的噎膈反胃、胸痹疼痛、瘀血等病证的调理和治疗。

需要注意的是，韭菜有辛、温之性，火热之证，特别是热证导致疮疡的患者应当忌食。《本草求真》就言及"火盛阴虚，用之为最忌"。

萝卜

"采葑采菲，无以下体。"《诗经》中描写的"菲"即是萝卜。萝卜是人们经常食用的一种根茎类蔬菜，有独具特色的食养、食疗价值。中医学认为，萝卜味辛、甘，性凉，有生津液养阴的功效。古人亦用萝卜绞汁一升饮用治疗津液耗伤、口渴、口干的病证。萝卜还有下气化痰消食的作用，药物学著作《证类本草》中提及萝卜能发挥"凡人饮食过度，生嚼咽之便消"的作用。《日用本草》中也提及熟萝卜能"化痰消谷"。此外，中医学认为酒为湿热之物，过多饮用会聚湿化痰生热，而萝卜性凉，又可化痰下气，因此可以用来解酒毒。饮酒过量后可以食用一些萝卜或饮用萝卜汁，以缓解不适。

丝瓜

"数日雨晴秋草长，丝瓜沿上瓦墙生。"丝瓜是一种很有特色的瓜类蔬菜。中医学认为，夏季气温较高，天气炎热，同时降雨量大，自然界中的湿热非常盛，热邪会消耗体内的水分，人会感到口渴，热邪还会扰动心神，人会感到烦躁。丝瓜味甘、性寒，和大部分瓜类蔬菜一样，具有利水的作用。此物能清热、利水祛湿，因此特别适合在夏季食用，治疗暑热伤津、心烦口渴等不适。需要注意的是，丝瓜性凉，过多食用可能会伤及脾胃，导致腹泻。清代中医学著作《本经逢原》中就提到："丝瓜嫩者寒滑，多食泻人。"

藕

"池塘深处莲藕长,待到秋来水漫香。"莲藕是极具浪漫情怀和营养价值的水生蔬菜。中医学认为莲藕生者甘、寒,能清热、凉血、生津止渴,用以治疗热病后的心烦、口渴,热邪下行导致的小便灼热、尿痛、尿急、尿频、尿血以及热邪迫血妄行、灼伤血络导致的吐血、皮下出血等各种出血证。另外,莲藕因其甘凉之性,有解酒之效。在饮用温热性质的酒时,凉拌藕片不失为一份解酒佳肴。当莲藕加工烹调之后,其性质也会发生改变。《本草经疏》中就提到熟藕性质甘温,能健脾开胃,益血补心,心脾功能正常,气血充足,就能进而长养五脏、肌肉,令人身体壮实。清代食疗养生著作《随息居饮食谱》中就提到莲藕煮食特别适合老年人服用,建议老年人平素可以用"砂锅桑柴缓火煨极烂,入炼白蜜收干食之",这样最能补心脾。

银耳

"天生雾,雾生露,露生耳。"在中国古代,银耳被认为是上天的赏赐,又名白木耳、五鼎芝,有"菌中之冠"的美称。中医学认为银耳味甘、淡，性平，色白入肺，又可入胃、肾经，具有滋补生津、润肺养胃的功效。基于上述功效，银耳可以用来治疗肺阴不足导致的咳嗽、咳痰以及痰中带血，也可以治疗肺胃津液不足导致的口渴，以及病后气阴两伤导致的气短乏力等病证。

荠菜

"惟荠天所赐，青青被陵冈，珍美屏盐酪，耿介凌雪霜。"荠菜是大自然馈赠给我们的一种极具食养、食疗价值的野生蔬菜。荠菜可在春秋两季采收，春季3、4月份的荠菜更为鲜嫩。

荠菜色青，味甘、淡，性凉，可以入肝经，是春季养肝的佳品。《名医别录》中就言及荠菜"主利肝气"。肝开窍于目，荠菜通过清肝火可达到明目的效果，可以治疗肝火盛导致的目赤疼痛、眼底出血等病证。肝主藏血，荠菜性凉、入肝经，还能起到凉肝止血的作用，可以用来治疗肝经热盛而导致的各种出血病证，例如吐血、咯血、皮下出血、尿血以及女性崩漏。

五畜为益

先秦时期的"五畜"是指牛、犬、羊、猪、鸡。其中牛、犬、羊、猪为家畜,鸡为家禽。现代,"五畜"代指家养的各种畜禽。家畜、家禽是肉蛋奶的主要来源,为人们提供了新陈代谢所必需的蛋白质和脂肪,增补五谷营养之不足,对人体健康发挥着补益作用,故《黄帝内经·素问》谓之"五畜为益"。

现在常食用的畜肉有猪、牛、羊、兔、马、驴等。常食用的畜肉脏腑类包括动物肝脏、肾脏(腰子)、胃(肚)等。常食用的禽肉有鸡肉、鸭肉、鹅肉等。

一般而言,肉类系血肉有情之品,有滋补强壮作用,多数肉类入脾胃及肾经,故多具益气养血补脾肾的功用。畜类肉的食性不一致,羊肉、鹿肉、黄牛肉、狗肉性温热,兔肉、猪肉、马肉、水牛肉性凉,驴肉性平。食养食疗中,应根据体质和病证选用。

牛肉

"烹羊宰牛且为乐,会须一饮三百杯。"牛一直是中国古代农耕社会的重要物资。在中国，牛有水牛、黄牛之分，在新石器时代就均已被驯化为家畜。在中国古代，牛、羊、猪三牲皆具的祭品称"太牢"。先秦时期，只有国君祭祀神灵和先祖时，才用牛领衔的"太牢"做祭品，故"牺""牲"两字皆从牛，可见古人对牛的重视。

中医学认为，牛肉味甘，水牛肉性凉，黄牛肉性温，归脾、胃经，具有补脾胃、益气血、强筋骨的作用。脾胃是后天之本，化生气血的源头，脾胃功能强健了能化生充足的气血，进而长养脏腑、组织、官窍等全身各处。因此，清代医家汪绂称赞牛肉"专补脾土，脾胃者，后天气血之本，补此则无不补矣"。

猪肉

"黄州好猪肉，价贱如泥土。"猪肉是中国人餐桌上美味且实惠的畜肉食材。猪五行属水，其肉味甘、咸，性寒，归脾、胃、肾经。猪肉最主要的功效就是养阴利水。具体而言，猪肉可以养胃阴、补肾阴以及养血润燥、滋润皮肤、利水湿，能够治疗因阴虚导致的羸瘦、血燥津枯、燥咳、消渴、虚肿等诸多病证。另外，猪肉还有补虚乏、壮气力的功效。

猪的内脏，如猪肝、猪胃（肚）、猪肾（腰子），以及猪蹄、猪骨也是经常用以食养食疗的食材。概括来说，猪肚以健脾胃的功效见长；猪肾则补肾精，能够治疗肾虚腰痛；猪蹄能够补气血、润肌肤、通乳汁、托疮毒；猪骨则能止渴、补虚、解毒。其中猪蹄与猪骨特别适合女性产后食用。

羊肉

"沙晴草软羔羊肥，玉肪与酒还相宜。"在中国古代，羊是吉祥的象征，"鲜""羹""美"等汉字，均带"羊"字旁，说明中国先民对羊肉的喜爱。商周时期，羊肉的地位仅次于牛肉，卿大夫祭祀神灵和祖先时，可以用羊、猪两牲组成的"少牢"。羊还名列西周王室的"八珍"之一。"羊羔美酒""羊羹美酒""肥羊美酝"等词语在古代文人的作品中也多有提及，并用来描写珍馐美馔。

羊肉味甘，性温，归脾、肾经，其温补脾胃、温肾阳的功效极佳。女性产后，因为耗伤气血比较严重，适合食用羊肉温补脾肾，进而补气养血。具体而言，羊肉可以用于脾肾阳虚导致的虚劳羸瘦、腰膝酸软以及产后虚冷、腹痛等病证。在寒冷的冬季，可以食用涮羊肉、羊肉汤等温阳驱寒。素体阳气不足者也可在夏季食用羊肉，借助天时与物性以温补阳气。

鸡肉

"新擘黄鸡肉嫩，新斫紫蟹膏美，一醉自悠悠。"中国是世界上最早驯养鸡的国家。在距今七八千年的河北磁山遗址、河南裴李岗遗址、山东北辛遗址等，均出土有鸡的遗骸。千百年来，中国人以鸡为食材，制作出各种菜肴，既全了口腹之美，又奏了保健之功。

概言之，鸡肉味甘，性温，入脾、胃经，既能温补脾胃、补气，又能补精、填髓。因此，鸡肉适合虚劳瘦弱、营养不良、气血不足、面色萎黄者食用；也适合妇女体虚浮肿、月经不调、白带清稀量多者食用；更适合孕产妇调养，或产后缺奶者食用。另外，病后、术后调养者可食用鸡肉以促进伤口复原。

鸡肉温热，古人认为"多食生热动风"，因此素体阳热以及实证、邪毒未清者尤当注意。

鸭肉

"炙鸹烝凫，煔鹑敶只。"一般认为，中国人养鸭是从西周中期开始的。西周金文中有"凫"一字，为野鸭。家鸭则被称为"家凫""舒凫""鹜"。中医学认为，鸭肉味甘、微咸，性微寒，归肺、脾、肾经，具有补虚除热、利水消肿、解毒的功效。鸭肉属于清补食物，最适合阴虚体弱之人和阴虚火旺者食用，包括糖尿病、结核病、红斑狼疮、干燥综合征、妇女更年期综合征等内热内火偏旺者；也适合低热、虚火、大便干燥、盗汗、口干者食用；适合肝硬化腹水、心源性水肿、营养不良性水肿者食用。

需要注意的是，鸭肉性微寒，脾胃虚寒以及受寒感冒、发热咳嗽者不宜食。此外，慢性支气管炎，咳痰清稀、色白多沫者，属寒性咳嗽，也不宜食用。

乳酪禽蛋

常用的乳类食材通常是母畜的乳汁，如牛乳、羊乳。新生儿饮用的还有母乳。乳类一般具有"甘"味。不同畜类的乳汁，性质又有差异。牛乳、马乳、驴乳偏凉，羊乳偏温。就功能而言，乳汁由气血化生而成，故能补五脏、润肌肤、养血益气、生津止渴。

人们常食用的蛋类包括鸡蛋、鸭蛋、鹅蛋等。就性味而言，鹌鹑蛋性平，鸭蛋、鸡蛋性凉，鹅蛋性温。就功效而言，禽蛋具有养气血、补五脏、养血息风、润肺止咳、清热解毒的作用。

牛乳

"牛羊散漫落日下，野草生香乳酪甜。"如诗中所言，牛乳味甘，性寒，入肺、脾二经，有补虚损、益肺胃、生津润肠的功效。适合体质羸弱，气血不足，营养不良，以及病后体虚之人食用，也适合老年人体虚便秘者以及儿童生长发育期食用。此外，糖尿病、干燥综合征患者可以饮用牛奶养阴生津。

牛奶性寒，入脾胃。因此，脾胃虚寒的腹泻，以及中有痰湿积饮者应当慎服。

鸡蛋

"愈风传乌鸡,秋卵方漫吃。"鸡蛋味甘,生鸡蛋性偏凉,熟鸡蛋性偏温。另外,《本草纲目》中记载鸡蛋清和鸡蛋黄的寒热温凉之性亦有不同,"卵白,其气清,其性微寒;卵黄,其气浑,其性温"。因此,如果平素"兼黄白而用之",则鸡蛋"其性平"。鸡蛋归肺、脾、胃经,具有滋阴止咳、清火解毒、益气补虚、养血安胎的功效。适合体质虚弱、气血不足者,孕妇胎动不安以及妇女产后、病后调养、食用。

不同的烹调方式使鸡蛋产生不同的功效。煮鸡蛋能够补益脾胃,化生气血;生鸡蛋可以养阴、清虚热。《食疗本草》中就记载用鸡蛋和白蜜混合服之,治疗成人及儿童的发热。需要注意的是,鸡蛋味甘,有痰饮、积滞及宿食内停者,应当慎用。

水族海鲜

水族海鲜是动物性食品中的重要部分,种类繁多,其食养、食疗的作用也非常广泛。日常所用的水产动物食材大体涉及鱼类、贝类和其他三类。

鲤鱼

"兰溪三日桃花雨，半夜鲤鱼来上滩。"鲤鱼味甘，性寒，入脾、肾二经，具有健脾和胃、利水下气、通乳安胎等功效。鲤鱼长于利水，所以特别适合各种水肿之人食用，包括肾炎水肿、肝硬化腹水、心源性水肿、营养不良性水肿、脚气病水肿、妊娠浮肿者，均可服食。正如李时珍所说："鲤，其功长于利小便，消肿胀。"此外，鲤鱼还适合怀孕妇女胎动不安、孕妇产后乳汁不通者食用。

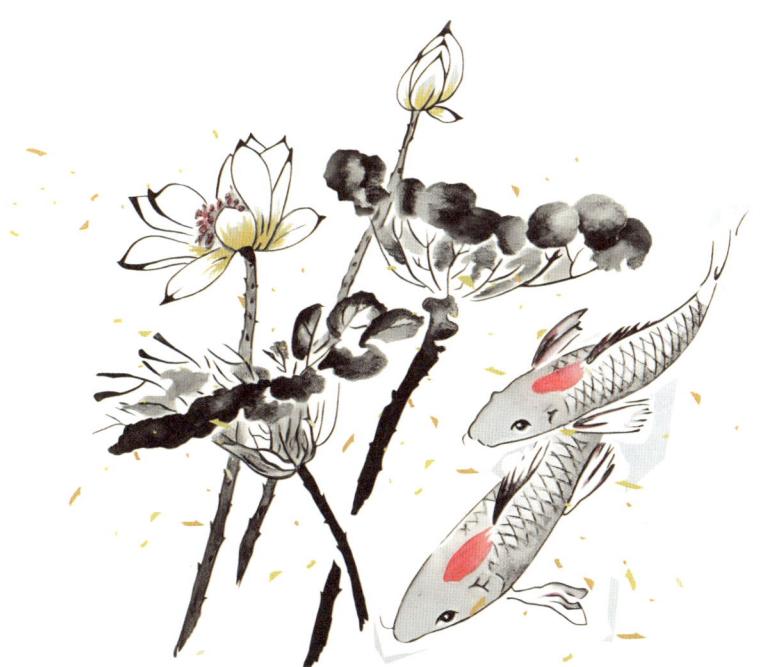

鲈鱼

"江上往来人,但爱鲈鱼美。"鲈鱼味甘,性平,能够益脾胃、补肝肾、催乳。鲈鱼适合脾胃气虚,营养不良,以及肝肾不足、腰酸脚弱者食用。鲈鱼也适合体弱妇女怀孕期间胎动不安、妊娠水肿者食用。

干贝

"海味正思瑶柱美,夔门又见荔枝红。"诗中所言瑶柱即干贝,干贝还名扇贝柱,是一种极其鲜美的水产食材。美食家苏东坡就曾称赞瑶柱可与河豚、荔枝媲美,为人间至味。中医学认为,干贝味甘、咸,性微温,能够补肾滋阴、调中养血。该品适用于脾胃虚弱,气血不足,营养不良或病后体虚、五脏亏损者以及食欲不振、消化不良者,也适合糖尿病消渴、红斑狼疮、干燥综合征患者以及妇女更年期阴虚火旺者食用。

虾

"宿鹭窥沙孤影动,应有鱼虾入梦。"虾味甘,性温,入肝、肾经,具有补肾壮阳、通乳、托毒等功效,可用于阳痿、产后少乳、乳汁下不等病症的食疗。具体而言，虾适用于肾阳不足、命门火衰所致的阳痿、男性不育、性功能减退以及妇人产后乳汁缺少。此外，老年肾亏腰脚痿弱无力者也可食用。

蟹

"蟹黄旋擘馋涎堕，酒渌初倾老眼明。"螃蟹味咸，性寒，归肝、胃经，具有清热、散瘀止痛、消肿解毒的功效，另外螃蟹入肝经，还可以明目、醒酒。适合湿热黄疸、热盛喉痛、产后瘀滞腹痛以及跌打损伤、筋断骨碎、瘀血肿痛之人食用。

蟹性大凉，基于阴阳匀平的基本理念，中国人食用蟹子时，常常配合温热的黄酒、生姜、紫苏叶等，以中和其寒凉之性。而平素脾胃虚寒、大便溏薄、腹部隐痛者不宜食用螃蟹。另外，蟹为发物，凡患有顽固疾病如癌症、哮喘、红斑狼疮、淋巴结核、肾炎、牛皮癣、慢性皮炎、湿疹瘙痒以及痈疽疔疮等患者宜少食或不食。蟹能活血通经，性又大凉，所以女子在月经期、怀孕期勿食为妥。

海参

"秀色从来醉贵人,枉为沧海一奇珍。依稀带刺穿金甲,却是圆滑软骨身。"此首小诗描写的是海参。海参营养价值很高,是备受大家青睐的养生食材。中医学认为,海参味甘、咸,性平,归肺、肾二经,具有补肾益精、养血润燥、止血、调经、养胎等功效。

此品可用于贫血、病后体虚、肾虚腰痛、肠燥便秘等病证的调理。因其有补肾精之功,也可用于乌发养颜。海参既适合虚劳羸弱、气血不足、营养不良、病后产后体虚者和怀孕妇女食用,也适合肾阳不足、阳痿遗精、小便频数和肠燥便秘者食用。此外,海参还适合癌症患者及放疗、化疗、手术后的辅助治疗以及中老年人抗老防衰,益寿延年。

水酒茶饮

"山肴野蔌,酒洌泉香,沸筹觥也。"水酒茶饮是中国人日常生活必不可少之物。千百年来,中国人禀"一箪食、一瓢饮"而安贫乐道;中国人"对酒当歌",慨叹"人生几何";中国人在"雪沫乳花浮午盏"中,品味"精行俭德"。可以说,水酒茶饮浸润了中国人的身体,也滋养了中国人的精神心灵。

水

人可三日无食,不可一日无水。水是人体必需的物质,与生命和健康息息相关。水的种类很多,其养生之功各异。冬霜水甘寒,可解酒热,还可治疗伤寒后的鼻塞;井泉水可以治疗饮酒过量后的腹泻,还能除口臭、镇心安神;甘泉水可以治疗消渴、心腹痛等病证,古人认为,常饮之可长寿。

水还是烹食、泡茶、酿酒、煎药的重要介质与溶剂,它的性味、功效直接影响其所混合之物。水在烹饪食物的过程中,既可以做传热的介质,又可发挥溶剂和浸涨剂的作用,从而促进食物色、香、味、形、效的发挥与呈现。

水还能对药、食的功效产生影响。李时珍在《本草纲目》的"水部"介绍了28种水的特性、采集和使用方法。如"露水"是在秋露重的时候,早晨去花草间收取，性甘平、无毒，用以煎煮润肺杀虫的药剂，或把治疗疥癣、虫癞的散剂调成外敷药，可以增强疗效。又如"劳水"，即流水，取江水或河水二斗，置大盆中，用一个瓢，舀水高扬倒下，如此重复许多遍，直到水面泡沫成为"沸珠满盆"为止，性甘平，无毒，用劳水五升、高粱米一升、半夏五合，小火慢煮，煮到只剩一升水时，去滓，饮汁可治失眠。此外，还有多种不同的水用于调制外用药品。

古人认为，"雨水"即立春时的雨水，咸平无毒，禀升发之气，宜煎煮发散及补益类食物、药物。"露水"，秋露频繁时收集的水，宜煎煮祛暑、润肺类食物、药物。"雪水"性大寒，宜煎煮治疗天行时气瘟热、癫狂等疾病的食物、药物。"温汤"，即温泉水，多配合中药，外治疥癣、皮炎、风湿关节疼痛、半身不遂等疾病。"阴阳水"，即生水、开水各半和匀，用于煎煮调中、消食、涌吐之类的食物、药物。"逆流水"，即江河中洄流之水，因其性逆而倒上，可用以煎煮治疗中风、卒厥、头风、疟疾等病证的药物。山东的道地药材东阿阿胶就是选用了东阿阿井之水煮驴皮而成。阿井之水深伏地下，犹如人之血脉伏而不见，使用阿井水熬胶是保证其养血疗效的关键。

水还是决定茶饮品质的重要因素。水为茶之母，明代张大复在《梅花草堂笔谈》中写道："茶性必发于水。"古人认为天水和泉水煮茶最佳。天水包括雨、雪、露、霜，又叫灵水，是煮茶最好的水。在《红楼梦》第四十一回中，妙玉煮茶用雨水、五年前收的梅花上雪水，收在鬼脸青花瓮里，埋到地下。唐代陆羽在《茶经》中也指出煮茶时所用之水"用山水上，江水中，井水下"。具体而言，山中的乳泉、池中的清流最好；沟谷中水流不畅，又在热天，有各种毒虫或细菌繁殖，不能饮用；江河水要远离人群；井水要选用被人经常使用的。

水也是影响酒之性效、口味的重要因素。酿酒的"古遗六法"中就提到了"水泉必香"。酿酒师们总结多年的酿酒经验，指出"水是酒中之血"。也就是说，好水才能酿好酒。我国的各大名酒，几乎都在优质水源附近。例如，被称为"黄酒北宗"的即墨老酒就是采用了甘甜爽口的崂山麦饭石矿泉水，才保证了其口感和功效。桂林的三花酒有"米酒之王"的美誉，它的酿造就选用了漓江的地下泉水，此泉水纯净无杂质、含有微量物质，喝起来甘甜可口。此水也赋予了桂林三花酒清澄透明、饮时甘美可口的独特风味。再如，中国名酒五粮液就是选用了岷江的地下水，此水基本来自雪山融水，经过了砂石岩层的重重过滤，从而提升了酒的品质。

酒

"为此春酒，以介眉寿。"在中国古代，酒和长寿是联系在一起的。给某人敬酒叫作为某人寿。西汉时期，每年岁首，赐三老以布帛、酒肉等。以后，很多政治清明的王朝有以酒肉养老敬老的制度。可见，以酒养生具有悠久的历史。

酒的种类很多，在中国，白酒、黄酒、啤酒、葡萄酒被称为四大酒系。各酒系特性各异，作用也各不相同。一般而言，酒能疏通经脉、行气活血、补益肠胃、温阳祛寒、疏肝解郁、宣情畅意。此外，酒还能杀虫驱邪、辟恶逐秽。

在中医药学理论的指导下，以药物、食物入酒，作为养生之物，是中国药膳食疗文化的重要部分。如每年正月初一饮用的屠苏酒，相传为名医华佗创制，是将大黄、白术、桂枝、防风、花椒、乌头、附子等中药入酒中浸制而成，有避瘟疫之功效。再如桂酒，则是以桂花酿入黍米，服之能驱寒暖胃、化痰。以菊花入酒酿制菊花酒，服之可祛风、明目、平肝、清热。

据统计，《本草纲目》中的养生酒方就有60余种，如薏苡仁酒、茯苓酒、地黄酒、枸杞酒等。此外，动物药材，如鹿茸、龟板、蝎子，以及果品、草本植物等都可入酒，以滋补养生。

茶

"洗尽古今人不倦，将知醉后岂堪夸。"茶是世界六大健康饮品之一。《神农本草经》有言："神农尝百草，日遇七十二毒，得荼而解之。"文中的"荼"是人们当时对茶的称呼。茶在早期是作为药物使用的，后来才逐渐发展成一种饮品。如诗中所言，饮茶不仅能够提神、清心、消乏，还能解毒醒酒。茶还有清热解暑、消食化痰、去腻减脂、生津止渴、降火明目等功效。此外，茶道品茗亦是洗心涤虑、净化心灵的养生过程。

茶的种类很多。按季节分，有春茶、夏茶、秋茶、冬茶。按生长环境分，有平地茶、高山茶、丘陵茶。按发酵程度分，有绿茶、白茶、黄茶、乌龙茶、红茶、黑茶。另外，再加工茶中又有药茶、花茶。不同种类的茶，其性味也有差别。一般而言，绿茶、黄茶、白茶性寒凉；青茶辛凉甘润，不寒不热；红茶、黑茶性偏温。在饮茶时，还应因时、因地、因人选择合适的茶品。例如，夏季可饮用绿茶清热解暑，冬季可选用红茶温胃散寒；北方寒冷之地可选用红茶温阳散寒，南方湿热之地可选用绿茶清热利湿；阳热体质者可选用绿茶清热泻火，虚寒体质者可选用红茶温阳散寒。

03

汤羹延年

　　从古至今，中国人凭借非凡的智慧，适度、巧妙地利用自然的馈赠，获得质朴美味的各类食材，又循天地自然之道，倾人间至暖之情，灵活地转化自然的力量，综合运用蒸、煮、炖、涮、爆、炒、烹、煎、烤、卤、腌、拌等多种烹调方式，将各类食材融合汇聚。在观念、性状、味道、效用的碰撞中，中国人在一道道美食中诠释着色、香、味、形、意、效的和谐与共生。此时，食物对于中国人而言，已不仅仅是果腹生存以及满足口腹欲望之物，食物护养的是每个中国人的身与心。

米面养精

中国人食用的主食，是由五谷制作而成的。从普通的米饭、馒头，到千变万化的精致主食，都是中国人搭配、制作五谷食材的经验积累和总结，凝聚了中国人的智慧和辛勤劳动。在中国，无论是普通的一日三餐，还是高档的酒席宴会，五谷制作的主食永远都是中国人餐桌上最后的主角。对于五谷主食，中国人逐渐形成了北方人吃面食、南方人食用米饭的基本饮食文化习俗。这是因为一千年前形成的两大农业布局，一个是黄河流域以黍和麦为主的旱作农业，而另一个则是长江流域的稻作农业。因此出现了中国独特的"南米北面"主食格局。

《周礼》记载："以五味、五谷、五药养其病。"说明当时人们认为五谷和药物具有同样的作用，可以预防和治疗疾病。如上所述，五谷味甘，性平，可以入脾胃经，具有健运脾胃的功效。脾胃健运了，就可以将摄入的水谷化为水谷之精。水谷之精充盈了，就可以化生充足的气血、津液，还可以充养神，如此则精充、气足、神旺，生命就有活力，身体就健康。所以脾胃被称作"后天之本"，我们每日摄入的米面以及其他谷类食物是化生后天之精的来源。临床所见，一些过度节食减肥者，因为水谷摄入不足，造成后天之精生化乏源，出现气血亏虚，严重者，女性可出现闭经，更有甚者，出现神志的异常。这是因为精以及血、气、津液、神的化生均有赖于"五谷为养"。

谷类种子由谷皮、糊粉层、胚乳和胚芽4部分组成。其谷皮、胚芽中含有丰富的膳食纤维、蛋白质、维生素和矿物质等营养素。但是在谷类加工的过程中，这两部分特别容易被去除。食用的精米、精面则主要保留了胚乳部分，这造成了营养物质的丢失。所以，谷类加工越精细，其营养价值越低。唐代名医孙思邈曾经用谷糠、麦麸来治疗达官贵人的脚气病。该病的发生常常是由维生素 B_1 缺乏引起的。达官贵人群体发病与食用过多的精米、精面有一定的关系。因此，谷类在加工时，既要保持良好的感官性状且利于消化吸收，又要最大限度地保留各种营养素。例如，我国1953年实行的"九五米"，与精白米、精面比较，保留了较多的维生素、纤维素和矿物质，在预防营养缺乏病方面起到了良好的效果。

从中医学的角度出发，只有全谷物，才是阴阳匀平的，才能真正化生水谷之精。精米、精面摄入过多则甘味过重，使气壅中满，影响脾胃的运化。也就是说，脾胃不仅不能将精米、精面化生为水谷之精，反而易化生痰湿，痰湿蕴结于体内则进一步损伤脾胃。脾胃受损，一方面不能进一步化生精、气、血、津液等生命物质，使五脏六腑、组织、官窍等失于濡养；另一方面则会加重痰湿的生成。精、气、血、津液不足和痰湿壅盛可能会导致营养不良、贫血、肥胖、心脑血管疾病、代谢性疾病乃至癌症等疾病的发生。因此，从保障人民健康的角度出发，应通过营养强化措施、改良加工方法、提倡粗细粮混合食用等方法来克服精米、精面营养的缺陷。

中国人在长期的实践过程中，主要选择发酵以及蒸、煮的方式处理面或米，以及选用全谷物饮食，就有效且合理地保存了水谷的精华。蒸煮的温度既起到加热、炮生为熟的作用，又不至于破坏米面之精。蒸煮和发酵还充分地利用了水火及自然的力量，将谷物中的精气激发，促进其消化吸收。如此，正是米面的和合之气护养了中国人的胃。

汤羹滋补

"三日入厨下，洗手作羹汤。"汤羹既可以是可口美味的餐食，又可以是养生滋补的药膳，还可以是却疾疗病的良药。在中国历史上，汤羹一直是养生保健、益寿延年的佳品。

"羹"字小篆写作"羮"，字形上部为"羔"，中部为鬲一类烹煮器，表示烹煮鬲之类容器中的羊羔。"羹"的本义应是指"以肉类做成的一种带汁的食品"。早期，"羹"这种食物中有肉，但不一定仅是羊，而是用羊代表各种牲畜；而"羔"表示的小羊肉是羊肉中最为鲜嫩可口的，以此代表美味食品，说明在古代羹也是可口的食物之一。其后，古人将用水果或蔬菜等做成的带汁的食品也叫"羹"，不一定仅指肉菜类的煮食。中古以后，"羹"由带汁食物引申为浓稠的汤。

"汤"字金文写作"🌊"，本义指的是热水。《说文解字》指出："汤，热水也。从水，昜声。"人类最早的汤出现在学会使用火，但还没有任何盛水容器之前，原始人将烧热的石头投入小的水坑中，使水变热。北宋诗人陆游有诗曰："嫩汤茶乳白，软火地炉红。"其中"嫩汤"指的就是刚刚烧开的水。

其后，汤进一步延伸指代各种热的饮料。热的饮料就涉及做菜或烧制食品中所需要的液体，如番茄汤、鸡汤等，还包括方剂、药膳的剂型等，如汤液、当归生姜羊肉汤等。现代人习惯用"汤"来形容较稀的汤，用"羹"来形容较浓的汤，一般合称为"汤羹"或"羹汤"。具体而言，汤，主要是以水为传热介质，将烹饪原料加工烹制成汁液。羹，指五味调和的浓汤，亦泛指煮成浓液的食品。

现在的汤羹是以谷物、蔬菜、鱼、肉、蛋、奶等为主料，经较长时间煎煮或煨炖等烹制而成。汤羹是食养食疗的重要形式之一。大部分食物都适合制作成汤羹，且大部分食物的营养成分在制作汤羹的过程中更容易溶解、释放，有效成分损失较少，并且更容易吸收、利用。因此汤羹适合各年龄阶段人群，特别适合老年人、儿童、孕产期女性等人群食用。汤羹为液态，可以起到养阴生津润燥的作用，且作用平稳缓和，特别是一些具有滋补作用的汤羹，适合较长时间服用。

汤羹特别适合用以滋补。从季节而言，春生夏长秋收冬藏，中国的养生文化特别重视秋冬进补。汤羹一般趁热食用，特别适合秋冬季节。秋季可食用银耳雪梨羹、莲子百合汤、鸭肉菌汤、海带排骨汤等以养阴生津；冬季可食用胡辣汤、羊肉萝卜汤、党参黄精牛肉汤、酒酿鸡肉羹等以温阳驱寒。不同的人群，汤羹进补的方式也不同。如儿童可食用牛肉豆腐羹、山药芙蓉汤、板栗鸡腿汤等补益脾肾；老年人可食用竹笋鸽子汤、人参鸡汤、莲藕墨鱼汤等益气养阴；女性可食用桂圆莲子核桃羹、五红汤、红枣山药羹等益气养血。

此外，生命特殊时期和状态下也可以选择汤羹进补。中医文献中收录了大量的产后进补汤羹。如产后服用当归生姜羊肉汤以温中补虚、祛寒止痛；服用鲫鱼汤、猪蹄汤通乳；服用四君子黑豆乌鸡汤以益气养血等。总之，汤羹滋补需顺天时、察人情，做到依时而补，精准施养。

以粥敬老

"我得宛丘平易法,只将食粥致神仙。"如诗中所言,粥是养生保健,特别是老年人养生保健的佳品。中国人食粥的历史非常悠久。《周书》记载有"黄帝始烹谷为粥"之说,这是我国最早有关粥的记载。药粥治病,最早记载见于《史记·扁鹊仓公列传》中讲到的"火齐粥"和长沙马王堆汉墓出土的医学文献中记载的"青粱米粥"。

粥一直被认为是养生保健的食物。北宋文人张文潜著《粥记》谓:"每晨起,食粥一大碗,空腹胃虚,谷气便作,所补不细,又极柔腻,与肠胃相得,最为饮食之良。"李时珍在《本草纲目》中载粥方有62种之多,清代王士雄更明确指出"病人、产妇,粥养最宜",并将粥誉为"世间第一补人之物",指出"贫人患虚证,以浓米饮代参汤,每收奇绩"。清代黄云鹄在《粥谱》中记录粥方200余首,并提出:"(粥)一省费,二味全,三津润,四利膈,五易消化。"可见,粥是既简单、又廉便、更有效的养生之品。

粥能益人，养老最宜。中国人自古就有为老年人供奉粥以养老、敬老的历史。《礼记·月令》中就有"仲秋之月，养衰老，授几杖，行糜粥饮食"的记载。

粥适合老年人养生保健食用主要表现在以下几方面。一方面，老年人脾肾阳气渐衰，胃肠功能减退，食宜温热，少食生冷之品以免更损阳气，以"热不炙唇，冷不振齿"为宜。因此，啜热粥有助于固护阳气。另一方面，老年人牙齿多有松动或脱落，咀嚼能力下降，不宜食用坚硬不易消化之品，可将食物切小切碎，选择合适的烹饪方式，改变食材质地，利于老年人咀嚼吞咽。粥通过长时间的熬煮，滋润软烂，便于老年人咀嚼吞咽。

更重要的是，中医学认为，脾胃是后天之本，人以胃气为本，脾胃气旺则其他脏腑自强，若胃气一败，"无胃气则死"。人至老年，气血阴阳俱衰，生理功能老化，所需热量减少，消化功能衰退，其饮食应以少而精、清淡熟软为宜，若恣食膏粱厚味，往往会加重脾胃负担，化生痰湿，造成瘀血，痰湿、瘀血聚集，会导致血管硬化，心脑血管疾病丛生，严重影响健康，加速衰老。诚如古语所言："人久御肥甘炮炙之味，不独令肠胃受伤，亦令人心气昏浊。"因此，老年人要健康长寿，必须格外注意饮食的调养。粥一般以米为主，以水为辅，加火慢煎至糜腻似脂，具有补脾润胃、祛除浊气等功效，对于健运老年人的脾气、固护老年人的胃气具有较好的效果。例如，《医药六书》称赞粳米粥为滋生化育神丹，糯米粥为温养胃气妙品，明确粥是补脾养胃的佳品。

粥中之食物或药食同源的药物可以相互配合，或使峻厉者缓其力，和平者倍其功，起到相须相使的协同作用。如苁蓉羊肉粥，苁蓉补肾壮阳，羊肉温补脾胃，同粳米煮粥后，既可增强温补肾阳的效果，又可收到温脾暖胃的作用。病后康复期的调理，粥也不失为佳品。中医认为，米粥用于病后调养最为适宜。因米粥营养丰富，而且极易消化吸收，是病后理想的调养食品。《随息居饮食谱》说："病人产妇，粥养最宜。"如高烧病后，往往伤津，阴液不足，中医常用养阴清热善其后。此时，选用麦门冬粥、生芦根粥，可起到生津、止渴、清热等作用，颇有裨益。产后，体质虚弱，食用猪蹄粥、莴苣粥等可帮助下奶；食用益母草汁粥，可促进子宫的恢复。

粥的服食应遵循因人、因地、因时制宜的原则。因时制宜，是说冬天可食用些温补性药粥，如羊肉粥、桂圆粥等；夏天可食用些清凉性的药粥，如荷叶粥、绿豆粥等。因地制宜，是指不同的地区，人们的体质各异，在选用粥品上，也应有所不同。北方地区，应选用温补性药粥；南方地区，应选用清热粥、化湿粥等。

蒸炖易消

蒸炖是中国饮食烹饪加工中经常使用的方法。蒸炖的食物往往是养生的佳品，药膳的制作也常常选用蒸炖之法。利用蒸汽作为导热体，将原料切配、调味后直接蒸熟谓之蒸，而将原料斩件或整只放盛器中加好佐料及汤汁，蒸至原料酥烂，称为炖。前者成品为装在碟中的蒸菜，后者为汤菜。用蒸炖的方法制作养生菜品的方法如下。

炖制法一般是将原料食物与配料同时下锅，加水适量，置于武火上烧沸，打去浮沫，再置文火上炖至酥烂的烹制方法。一般炖的时间需根据食材的性质和特点而定，长者可炖 2~3 小时。常见的炖制食养菜有雪花鸡汤、十全大补汤等。

蒸制法，是利用水蒸气加热制作菜肴的方法。其特点是温度高（可以超过 100℃），加热及时，汤汁醇厚，且利于保持食材形状的整齐。蒸制膳食的火候需视原料的性质而定。一般蒸熟不烂的菜，可用旺火蒸制，断生出笼；具有一定形状要求的，则用中火徐徐蒸制，这样才能保持形状和色泽美观。膳食蒸制法的种类，有粉蒸、包蒸、封蒸、扣蒸、清蒸等。粉蒸是将食材拌好调料后，再包米粉，上笼蒸成，如荷叶粉蒸鸡的制法。包蒸是将食材拌好调料后，用菜叶或荷叶包牢，上笼蒸成，如荷叶凤脯的制法。封蒸是将食材拌好调料后，装在容器中，用绵纸封口，上笼蒸成，如虫草鸭子的制法。扣蒸是将食物整齐地排放在合适的特定容器内，上笼蒸成，然后翻扣在碗中上席，如天麻鱼头、芪蒸鳝段的制法。清蒸是将食物放在盒或碗中，加入调料、少许白汤，上笼蒸成，如贝母鸡和黄芪蒸鹌鹑的制法。

从中医学的角度出发，蒸炖是充分且巧妙地利用与转化了水和火的力量。《黄帝内经》有言："水火者，阴阳之征兆也。"水和火是阴阳的标志物，水为阴，火为阳。蒸、炖分别以水蒸气和沸水为传导体加热食物，最终保证了食物的阴阳匀平，水火既济。因此，此法烹调的食物必然是美味的，也是养生的。现代研究也发现，蒸制菜肴不直接接受火力，原料受热震动小，蛋白质不易溶解于水中。同时，蒸笼是个密闭的环境，它的最低温度是100℃，而最高温度仅105℃左右，温度的升高得益于压力的上升。偏高的温度加上压力，原料比较容易酥烂。由于温差较小，原料基本上不脱水，故成品原汁原味俱在。

炖与蒸极为相似，区别在于炖要用炖盅，原料入盅后加好作料汤汁，盖严盖用大火蒸，由于热量传递非常均匀，故成品酥烂而汤汁清澈见底，汤清味醇是炖菜最大的特点。因此，蒸、炖烹调的食物具有质地软烂、易于消化、营养丰富、味道醇正鲜美等特点。

谷类、畜肉禽蛋、水族海鲜、蔬菜等食材都可以通过蒸炖加工以养生疗病。除了软烂易消化外，蒸炖类食物一般油脂、盐含量较低，避免了摄入肥甘厚味，滋腻碍胃，损伤脾胃。另外，蒸炖的食物温热软烂，避免了炙烤之品的火热燥烈之性，也去除了过于寒凉之弊，性平味和，适宜较长时间食用以养生保健。具体而言，蒸炖的食物特别适合儿童、老年人、病后体虚、产后恢复以及脾胃虚弱的人群食用。

炙烤温补

"旨酒欣欣，燔炙芬芬。"炙烤是中国人加工美食的一种常用方法。《礼记·礼运》有云："昔者先王，未有火化，食草木之实，鸟兽之肉，饮其血，茹其毛……后圣有作，然后修火之利……以炮以燔，以烹以炙。"郑玄注曰："以炮，裹烧之也；以燔，加于火上；以烹，煮之镬也；以炙，贯之火上。"由此可知，在饮食方法上，中国先民最初是茹毛饮血地生吃，在学会使用和控制火之后，逐步发展为吃熟食，才出现烹饪。

在早期的烹饪方法中，炮、燔、炙是非常重要的三种。三个字的字形，均带有"火"字偏旁，说明此三种方法是食物与火直接接触的方法。《说文解字》解释："炮，毛炙肉也。从火，包声。"《礼记集解》云："裹物而烧之谓之炮。"炮是用物将带毛的肉裹住而置于火中烤。《说文解字》解释燔："爇也。从火，番声。"《黄帝内经》中有"体若燔炭"的表达，是说身体发热很严重，热得像烧红了的炭。燔应当是将食物置于火中烤。《说文解字》言："炙，炮肉也。从肉在火上。"可见，炙就是将食物穿起来架在火之上烤。

炙烤的过程中，由于其火力集中，热力直接烘至原料表面，容易产生诱人的色泽与香味，并保障主料质地鲜嫩。因此，炙烤的烹调方法适宜制作原料质地鲜嫩的食物，如鱼虾、嫩肉、蔬菜、鲜蘑等。从中医学的角度出发，炙烤的过程是充分利用了火的力量，被用来炙烤的食材也因为火发生了各种变化。最常见的是性质属温热的肉食可以用炙烤之法来增强其温阳的功效。例如，羊肉性温，制作羊肉为主料的菜肴，就经常采用炙烤的方法。《齐民要术》中记有"胡炮法"烹调羊肉、羊肚，很有特色。制作时，将羊肉细切成丝，调以豉、盐、葱白、姜、椒、荜茇等香料，装入羊肚然后缝合，放进灰坑中煨烧。温热的羊肉、羊肚加之葱、姜、荜茇等温热性质的调料，配合炮炙之火的助力，此膳食的温热之性得到了淋漓尽致的发挥，其温阳散寒的效果尤为明显。清代美食家袁枚在《随园食单》中也记载了烤羊肉的做法："羊肉切大块，重五七斤者，铁叉火上烧之。味果甘脆，宜惹宋仁宗夜半之思也。"

此外，炙烤还可以中和食物的阴寒之性。例如鸭肉性微寒，智慧的中国人巧妙地利用了火的力量，制成烤鸭，既味香色美，又实现了食物属性的阴阳和合，食之养生宜人。

总之，炙烤为膳食注入了温热，消散了阴寒，既适合在寒冷的冬季温阳散寒，又适合在炎热的夏季助力补阳，适合阳气不足者调养保健。需要注意的是，炙烤的食物，特别是温热性质的食材炙烤之后，往往性热而燥，阴虚及火热盛者均应慎食。

酱香宜人

"松桂软炊玉粒饭，醯酱自调银色茄。"酱是中国人充分利用自然的力量制作的一种美食。《周礼》谓："凡王之馈……酱用百有二十瓮。"周天子吃饭的时候，后厨准备的酱类达到一百二十种。孔子曾说："不得其酱，不食。"《礼记》中也言及"献孰食者操酱齐"。可见在中国历史的早期，酱就成为食礼的一种呈现，也足以见其在饮食中的重要作用。

古人食用的酱种类很多，"醢""醯"是多种酱的统称。《周礼》中记载在主管饮食的官员设置中，还有专门管理酱的岗位，叫作"醢人""醯人"。有记载的酱，包括多汁的肉酱、蜗牛酱、蛤酱、大蛤酱、鱼酱、兔肉酱、蚁卵酱等。时至今日，上述酱食已不常见。今天常食用的酱有豆瓣酱、甜酱、大酱、黄酱、豆豉等。

豆瓣酱又称豆酱。因为这种酱里仍保持着大豆的豆瓣，故称"豆瓣酱"。它的主要原料是大豆（豌豆、蚕豆也可)、面粉、食盐。传统做法是经过洗豆、水浸、蒸煮、混面、加曲入室，进行前发酵，再经过加盐、加温后发酵，经过 4 个月后成熟。目前，新工艺采用米曲霉菌制曲，用蒸汽保温发酵，经过 15~20 天即可成熟。

甜酱又称面酱。因为这种酱的味咸中带甜，故得名"甜酱"。它是以面粉为主料，拌水蒸熟后，经制曲、加盐、发酵等工艺制成的。制作过程中利用米曲霉分泌的淀粉酶，将熟面粉转化为淀粉，再分解成麦芽糖、葡萄糖。同时，面粉中少量蛋白质经蛋白酶分解成氨基酸，使面酱带有鲜味、甜味，形成特殊滋味。用于腌制酱菜、调味，也可以直接食用。

大酱又称大豆酱，以大豆为原料，是将大豆煮熟，拌入少量面粉，经过接种、制曲、加盐水保温、发酵等工艺制成。成品酱味浓厚，色呈棕褐，口味较咸，是北方地区的主要调味副食品之一。

黄酱是以大豆和面粉为主料，先将三分之二的大豆煮熟，再配以三分之一的面粉拌匀，接种制曲，加盐水保温发酵，经 1 个月的时间成熟。成品酱香浓郁、色棕黄、甜咸适度，是华北地区的主要调味品和副食品。按其含水分的多少又分为干黄酱和稀黄酱两种。

豆豉又称"干酱豆"，也是一种酱类制品，是将大豆洗净、浸渍、煮熟后，加入少量面粉拌匀，加米曲霉入室，发酵 3~4 天后，再加食盐和酱油，拌匀入瓮封贮 2~3 个月，取出晾干即成。豆豉既可作调料，又可生食，炒熟食味更香。

综上所述，制作酱都是以面、豆作为主要的原材料，经过较长时间的自然发酵而成。面、豆均可以健脾益气养精。现代研究亦发现大豆的营养价值很高。大豆中的必需氨基酸组成与动物性蛋白质相似。大豆还含有多种人体所必需的不饱和脂肪酸，其中亚油酸含量最丰富，同时还含有丰富的磷脂，以及 B 族维生素和钙、磷、钾、铜、铁、锌等元素。同时，大豆中含有丰富的大豆皂苷，具有延缓衰老之功效。制酱过程中经过一段时间的自然发酵，谷物之精蓄积，且更易消化吸收。现代研究也证实，发酵的豆制品蛋白质被分解得更容易消化吸收，同时维生素 B_2、B_{12} 的含量均有所增加。

中医学认为，酱咸、甘，性寒。具体酱的味因种类不同而有差异。《本草纲目》谓："面酱咸，豆酱、甜酱、豆油、大麦酱、麸酱皆咸甘。"酱归胃、脾、肾、肺经，有除热、解毒的功效。如《本草求真》认为酱"虽曰经火经日煎熬，然味咸性冷，火不胜水，仍为解热、解毒、泻火之剂耳"。另外，酱陈久者可入药。《本草经疏》有言："按酱之品不一，惟豆酱陈久者入药，其味咸酸冷利，故主除热、止烦满及汤火伤毒也。能杀一切鱼、肉、菜蔬、蕈毒。"

04

食饮有节

所谓食饮有节,这个"节"除了有节制的意思,还有"节律""节奏"的含义,就是说饮食要有节律,有节奏。那么要"合"上谁的节律和节奏呢?天地,大自然。

人与自然界是一个有机整体。一年四季,春夏秋冬,自然界发生着变化,人体的脏腑气血功能也在随着春生夏长秋收冬藏的四季变化节律而发生变化。这就是中医讲的"天人相应"。

人只有顺应自然界的变化,跟上四季变化的节奏,才能健康。那么一年四季不同的节令,中国人是怎么顺应自然,吃出健康的呢?

春吃芽

一年之计在于春,春季是大自然阳气生发的季节,万物复苏,草木萌发,一派欣欣向荣之象。这个时候人体也应该像大自然一样让阳气生发起来。

什么是阳气呢?简单来讲,就是人体的能量。《黄帝内经》说:"阳气者,若天与日,失其所则折寿而不彰。"古人把人体的阳气比作太阳,如果天空没有太阳,那么大地将是一片黑暗,万物都不能生长。如果人没有了阳气,生命也就停止了。

所以人要健康长寿,阳气得充足。而每年的春天正是生长、生发阳气的时节。所以春季的饮食当以推助人体阳气生发为原则。那哪些食物具有助推阳气生发的作用呢?

吃芽菜

芽菜就是通过植物种子培植出来的幼苗、幼梢等芽苗类蔬菜，常见的有黄豆芽、绿豆芽、香椿芽、豌豆苗、萝卜苗等。春天最适合吃芽菜，因为其自带生发之机。

立春节气我国很多地方都有吃"春饼"的习俗，叫"咬春"。春饼一定要卷上"合菜"吃，取合家团圆、和和美美之意。合菜里面必不可少的就有豆芽，另外搭配上韭菜、菠菜、胡萝卜、鸡蛋、肉丝、金针菇等，有荤有素有菇，营养丰富，色香味俱全，关键这些春季的时令菜都是利于阳气生发的，在春天里经常把它们搭在一起吃，非常符合春季养"生"之道，这就是中国人的饮食养生智慧。

多辛温

韭菜也是合菜中的主角，又名起阳草，菜如其名，它味辛性温，辛能行能散，能温助人体的阳气生发，所以有春季第一菜的美誉。初春时节的韭菜品质最佳，有"春食则香，夏食则臭"之说。

说到味辛的食材，除了韭菜，还有香菜、香椿、茴香苗、芹菜、葱、姜、蒜、萝卜等，这些蔬菜都有辛香的气息，也有助阳气生发。

另外，春天的时令菜大多是绿色的，春天恰好是人体的肝当令，也就是肝"值班"的时节，而根据中医"五色入五脏"理论，绿色能入肝，有调达肝气的功效。

少吃酸

春季食养除了多吃芽菜，还要注意少吃味酸的食物。唐代医家孙思邈曾讲："春七十二日，省酸增甘，以养脾气。"宋代养生学家陈直在《养老奉亲书》中更加细致地指出："春，肝气旺，肝属木，其味酸，木能胜土，土属脾、主甘，当春之时，其饮食之味，宜减酸益甘，以养脾气。"

什么意思呢？一方面酸性收敛，不利于春天的阳气生发。另一方面酸入肝，能补养肝体，而春天肝气本身就偏盛，再补容易使肝气过亢。而肝气过亢会克伐五脏中的脾，因为根据中医五行理论，木克土，也就是肝克脾。所以在春天，像山楂、柠檬、

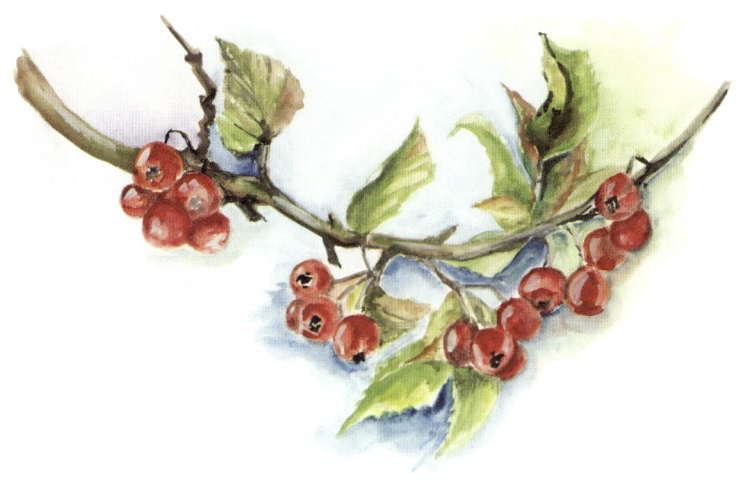

葡萄、苹果、番茄、乌梅、酸奶、醋，这些酸味食材都不宜多吃。

多吃甘

中医特别强调"治未病"，就是在有点儿不好的小苗头还没成气候之时就去干预它，从而防止疾病的发生。为了预防肝"欺负"脾，我们得先把脾气补足，这叫"先安未受邪之地"。因为脾胃是人体后天之本、气血生化之源，一旦脾被"欺负"，脾气弱了，就会影响五脏功能。

怎么补脾呢？根据中医"五味入五脏"理论，

甘味是入脾养脾的，能帮助脾土来抵御春季旺盛的肝气，所以春季饮食应当增加甘味的食物来补土健脾。像小麦、小米、玉米、山药、南瓜、红薯、黄豆、赤豆、扁豆、莲子、芡实等，这些食物都是甘味的，不寒不热，不腻不燥，是性平和缓的补品。

宜食粥

古人讲，"粥乃天下第一补人之物"。历史上很多名人都有喝粥养生的习惯。比如南宋著名诗人陆游就有诗云："世人个个学长年，不悟长年在目前。我得宛丘平易法，只将食粥致神仙。"陆游还喜欢往粥里加各种养生食材，比如枸杞，有诗为证："雪雾茅堂钟磬清，晨斋枸杞一杯羹。"陆游能享有85岁高龄或许与平日喜欢喝粥有一定关系。

大文豪、美食家苏东坡也偏爱喝粥。他在给朋友的信中写道："夜坐饥甚，吴子野劝食白粥，云能推陈致新，利膈养胃……粥既快美，粥后一觉，尤不可说。"

一年四季都适合喝粥，因为粥最养脾胃，而中医认为"脾旺于四时"，就是说四季都应该注意健

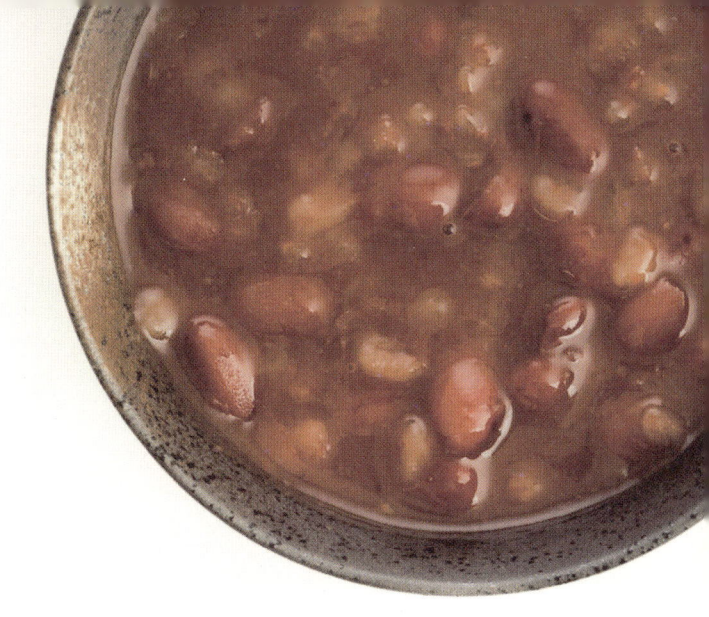

脾养胃，而喝粥也应因时制宜，在食材选择和搭配方面不同季节有不同季节的讲究。

春季因为肝旺脾弱，尤其适合食粥，多搭配春季的养生食材做成各色粥品以养肝健脾，根据不同的体质来选用。比如体质偏寒的人可以食用胡萝卜粥、山药红枣粥、枸杞糯米粥等，体质偏热的人适合服食薄荷粥、菊花粥、猪肝绿豆粥、荠菜粥、芹菜粥等。

清燥热

春季多风，气候干燥之时，应注意补充津液。春季可分为早春、仲春和暮春三个时节，即农历的

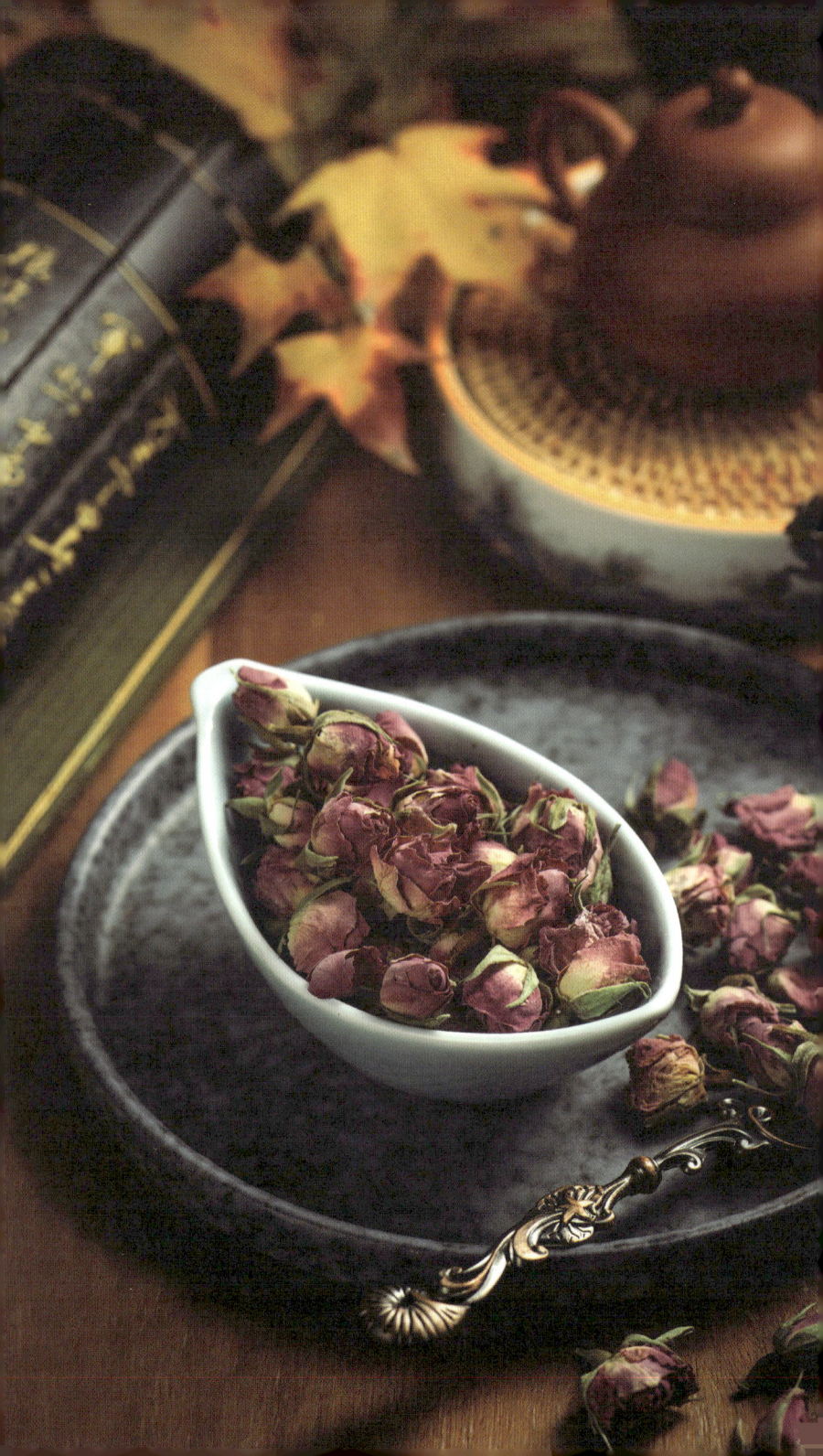

正月、二月和三月。饮食应根据时节的不同而有不同的选择。

早春,阳气开始生发,乍暖还寒,应注意温补阳气,少吃性寒的食物如黄瓜、莲藕等,以免扼杀阳气。

仲春正值各种春季时令野菜繁茂荣盛之时,如荠菜、香椿、面条菜、薄荷、鱼腥草、蕨菜、春笋等,应珍惜大自然的馈赠,不失时机择食,既助阳气升发,又可防止体内郁热。

暮春时节,气温日渐升高,《饮膳正要》曰:"春气温,宜食麦以凉之。"此时饮食应以清淡为主,以消春火,热性体质的人可适当饮用绿豆汤、赤豆饮,清解体内积热。此时不宜进食大量辛热之品如羊肉、狗肉、辣椒、花椒、胡椒等,以防邪热化火,变发疮痈疖肿等疾病。

饮花茶

除了食要因时制宜,饮茶也要掌握大自然的节奏,跟着季节走,不同季节适合喝不同的茶。春季宜饮什么茶呢?花茶。因为春季,人体与大自然一样，正处于生发状态，在这种情况下，芬芳的花茶香气，可促进人体阳气的升发，令人精神振奋，还可以消除春困，提高工作效率。不过，具体选什么花茶需要了解自身的体质以及花草茶的性、味、功效，做到知己知彼，才能达到养生功效。

茉莉花茶在各种花草茶中，香气最为醇厚，有"去寒邪、醒脾胃"的功能，是春季饮茶之上品。茉莉花茶不仅可以安定情绪、振奋精神，还能健脾化湿、和胃止痛。

玫瑰花茶具有活血调经、疏肝理气、美容养颜的功效，《本草正义》云："玫瑰花，香气最浓，清而不浊，和而不猛，柔肝醒胃，疏气活血，宣通窒滞而绝无辛温刚燥之弊，断推气分药之中、最有捷效而最为驯良者，芳香诸品，殆无甚匹。"

另外，菊花茶具有养肝平肝、清肝明目的功效；金银花茶能够清热解毒、疏散风热、消肿止痛；槐花茶则擅长清热、凉血、清肝泻火。

茉莉花茶和玫瑰花茶性质偏温，适合体寒的朋友饮用，但气虚较重者还是应慎用、少喝，以防加重气虚症状；菊花茶、金银花茶、槐花茶性质寒凉，适合体热的朋友在暮春时节饮用以清解郁热,而脾胃虚寒、脾虚泄泻的人就非所宜了。

夏吃瓜

夏季是四季中大自然阳气最盛的季节,气候炎热,生机旺盛,一派繁荣昌盛的景象。对于人体而言,此时也是一年中阳气最盛、新陈代谢最旺盛的一段时光。所以夏天养生就应该顺应天地阳气蓬勃壮大的特点,充分长养人体的阳气,尽情地释放,挥洒激情与汗水,使气机宣通畅达,这就是人们常说的"春夏养阳"。

要想吃出健康,夏季的饮食其实很讲究,既要清解暑热,又不能贪凉饮冷,既要长养阳气,又不能助热上火。除了选对食材,还需要因人制宜,掌握一个寒热温凉之间的平衡。下面看看中国人怎么吃出清凉一夏吧。

清解暑

夏季烈日当空、气候炎热,清热消暑是首要功课,又到了吃瓜的季节。民谚有云"热天一块瓜,胜似把药抓"。西瓜也称寒瓜,味甘性寒,因为寒凉,所以能清热,因为甘甜,甘能生津,所以西瓜有非常好的清热除烦、解暑生津、利尿的功效。

西瓜特别擅长清心火。夏季五行属火,人体五脏中的心也属火,所以夏天心气旺,心火容易上炎,很多人会感觉心情烦躁,心神不安,失眠多梦,口舌生疮。这时候西瓜就是一味良药了。一块西瓜下肚,瞬间感觉心里清爽了许多。

另外,西瓜翠衣,就是西瓜翠绿色的那部分内皮,甘、淡,性寒,也有很好的清热解暑、泻热除烦的功效。当夏天暑热难耐、没有食欲的时候,可以来一碟脆嫩爽口的凉拌西瓜皮,竟比凉拌黄瓜还好吃,或是尝一尝清淡可口的西瓜翠衣汤,可以唤醒你的味蕾。

有一味中药叫西瓜霜,你听说过吧?西瓜霜真的是用西瓜做的,确切地说是西瓜皮。取新鲜西瓜,挖去瓜瓤及种子,将芒硝填入瓜内,置阴凉通风处,析出的白霜就是西瓜霜,有很好的清热解毒、消肿止痛、生津润喉的作用,是治疗口腔、咽喉疾病的"喉科圣药"。

西瓜虽然甘甜味美又解暑,但因其性寒,不宜过量食用,特别是体质虚弱、寒凉,经常乏力、腹泻、手脚不温之人更应少食或不食。

盛夏的果实除了西瓜,还有甜瓜、哈密瓜、黄瓜、苦瓜……都是大自然恩赐给我们的夏日养生佳品。

绿豆汤是中国民间传统的解暑饮品。绿豆甘、凉,煮水代茶饮具有很好的清热消暑、利水解毒的作用。要注意,绿豆的凉性主要在皮不在肉。所以如果想充分发挥清热解暑功效的话,绿豆不宜久煮,一般煮沸后5~10分钟即可。如果煮到绿豆开花、皮肉分离的程度,那绿豆的清热作用就不明显了。但是对于体质偏寒的人而言,绿豆就应该煮得时间久一点,削弱其寒性。

绿豆汤可以搭配各种食材,有各种煮法,口味繁多,功效各有偏重,可以根据不同人的体质各取所需。比如薏仁绿豆汤,利湿作用更强;百合绿豆汤,兼具清心润肺的功效。

需要注意的是,绿豆、薏仁和百合都是寒凉之品,更适合热性体质的人食用。

对于上面提到的寒性体质的人，可以把绿豆汤改良一下，加上红小豆和黑豆，就变成了性质平和的三豆饮，其中黑豆还能入肾补肾，红豆能入心养心，特别适合体质偏弱的老人和小孩饮用。

祛湿热

夏季饮食除了要清热消暑，还要注意除湿健脾。大家想想桑拿天那种湿热的状态，在夏天暑多夹湿，暑和湿往往胶结在一起。所以这个时候就需要那些有祛湿利湿功效的食材了，如荷叶、莲子、薏米、白扁豆、芡实、冬瓜、丝瓜等。

荷叶，苦、涩，平，归肝、脾、胃、心经，清暑利湿、升发清阳、凉血止血。我们可以在夏季荷叶繁茂的时候，采集新鲜荷叶一张，洗净，与粳米适量，煮荷叶粥，是非常养生的。

煮荷叶粥有个小窍门，荷叶不宜久煮，一定要等到米熟粥稠，关火之后，再把荷叶倒扣在粥面上，焖大约15分钟，待粥面呈现浅浅的翠绿色即成。这时候荷叶淡淡的清香与白粥的米香融合在一起，甚妙。

莲子，甘、涩，平，归脾、肾、心经，补脾止泻、益肾涩精、养心安神，为夏季粥品之常用食材，如红枣莲子枸杞粥、茯苓莲子粥、莲子薏米绿豆粥。另外，赤小豆薏米粥、芡实白扁豆粥、冬瓜汤等也是夏季食疗佳品。

佐姜蒜

有句民谚叫"冬吃萝卜夏吃姜"，你一定听说过。有道理吗？其实很有道理。为什么炎热的夏天要吃辛温的生姜呢？夏季时人的阳气虽然盛大，但都趋于体表，向外宣发，五脏中的阳气反而相对较弱，脾阳相对不足，运化功能减弱，所以夏季容易吃坏肚子，出现上吐下泻。而生姜是佐餐的食疗佳品，味辛性温，能够温阳散寒，驱散脾胃中的寒气，还能增强食欲，另外生姜还是"止呕圣药"呢。

还有一句民谚叫"冬食葱姜夏食蒜"，同样体现中国人的饮食养生智慧。大蒜同样是辛温之品，擅长行滞气、暖脾胃、解毒杀虫，"夏月食之解暑气，北方食肉面尤不可无，乃食经之上品"，所以夏天一定记得用姜蒜佐餐哦。

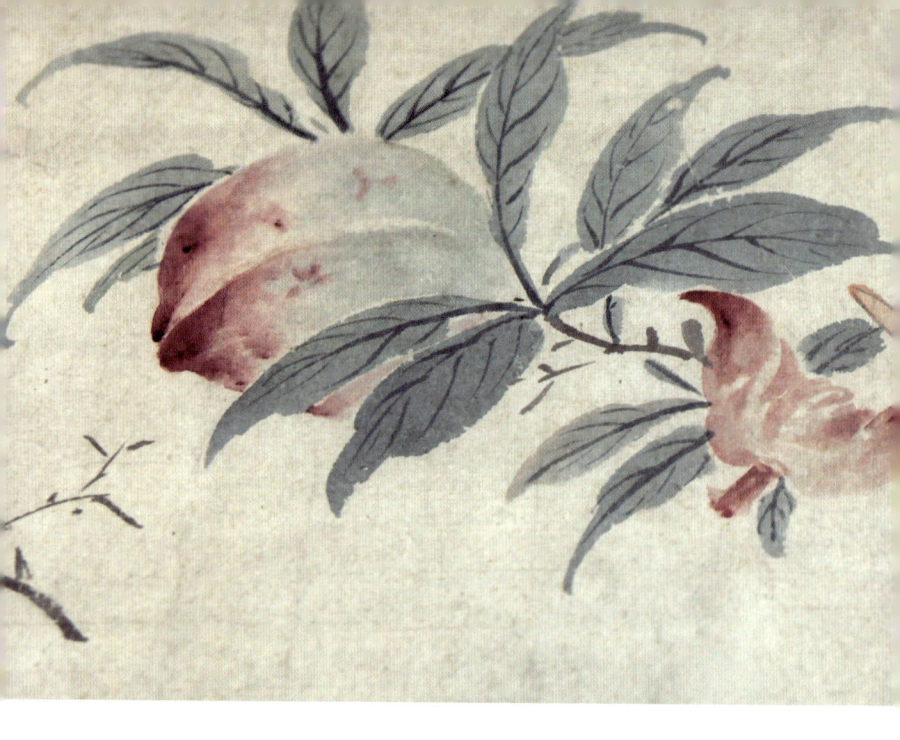

忌贪凉

夏季切忌因贪凉而暴食冷饮、冰水、凉菜、生冷瓜果等。《颐身集》指出"夏季心旺肾衰,虽大热不宜吃冷淘冰雪、蜜冰、凉粉、冷粥",否则,饮冷无度会使胃肠受寒,引起疾病。故有谚语说:"天时虽热,不可贪凉;瓜果虽美,不可多食。"

秋吃果

经过春生、夏长,进入秋季,气候开始转凉了,大自然进入了"阳消阴长"的过渡阶段。天人相应,

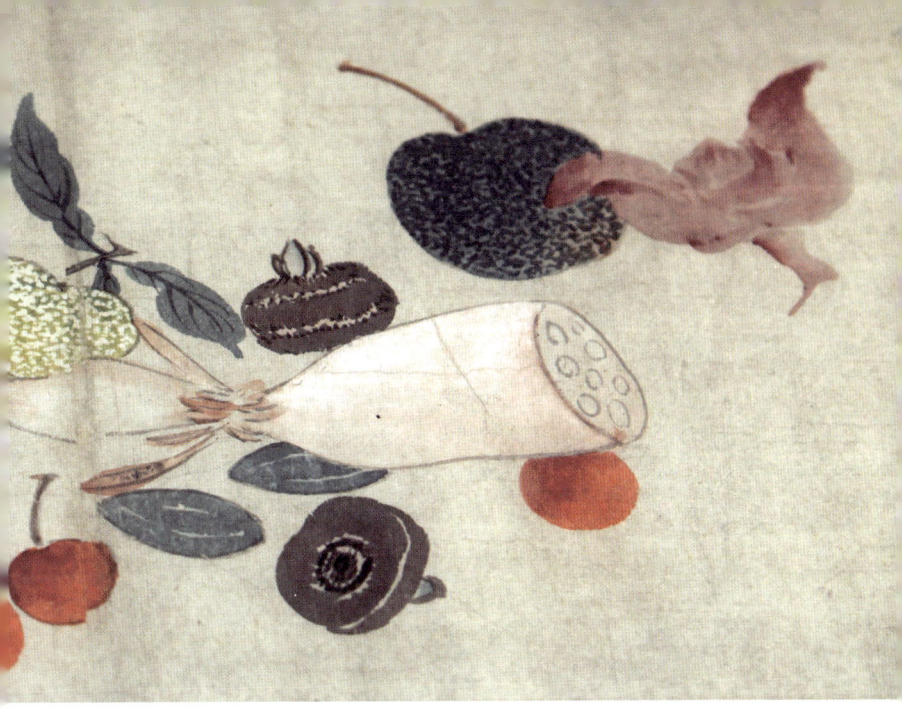

人体这时候也应该跟上天地变化的节奏,开始由养阳转为养阴了。秋天养生的主基调如果用一个字概括,那就是"润"。为什么要润呢?

秋天是五脏中的肺"值班"的季节,肺的生理特点是喜润恶燥,而秋天恰逢天干物燥,燥邪又最容易伤肺,很多人一到秋天就会出现皮肤、口鼻、舌头、咽喉干燥,大便秘结,这些都是燥邪伤肺惹的祸。所以要提前做好调养防范的功课。

多吃酸

秋天是瓜果飘香的好时节,像苹果、梨、柑橘、葡萄、石榴、山楂等等,这些都是大自然给人类的馈赠。在秋天最适合多吃些酸味的水果。因为酸能收能敛，能够帮助人体的阳气更好地收敛进去。酸能生津，正好对抗秋天的燥气。

梨是秋天的时令水果，被誉为"百果之宗"，是秋季的养生食疗佳品。梨甘、酸，性凉，归肺、胃经，有非常好的生津润燥、清肺化痰的功效。梨的吃法有很多，除了生吃，还可蒸可煮，也可做成梨粥，非常适合脾胃偏弱的人。

还有大名鼎鼎的秋梨膏。秋梨膏相传始于唐朝，是以精选之秋梨（或鸭梨、雪花梨）为主要原料，配以其他止咳、祛痰、生津、润肺药物，如麦冬、藕节、姜汁、贝母、蜂蜜等药食同源之原材料精心熬制而成的药膳饮品，临床上常用于预防和治疗因燥热伤津所致的肺热烦渴、大便干燥、劳伤肺阴、咳吐白痰、久咳咯血等呼吸道病症。李时珍在《本草纲目》中指出秋梨膏有治疗风热、润肺凉心、消痰降火、解毒之功。秋梨膏过去是皇家御用的养生药膳，直到清朝由御医传出宫廷，才在民间流传。

另外，葡萄，甘酸性平，除了能生津液、除烦渴，还能补气血、益肝肾、强筋骨。山楂，甘酸性温，能消食健胃，活血化瘀。可以说各有各的食养功效。

说到水果，还要谨记"秋瓜坏肚"。在夏季，西瓜是消暑佳品，但是立秋之后，不论是西瓜还是香瓜、菜瓜都不能恣意多吃，否则会损伤脾胃的阳气。所以到什么季节就应该吃什么季节的水果，这样才养生。

少食辛

如果问一年四季中哪个季节最不适合吃辛辣的食物的话，答案就是秋季。因为肺属金，通于秋气，肺气盛于秋。五味中的辛味是入肺的，过食辛辣会使肺气过亢。所以在秋季，应避免食用辛辣之品，包括辣椒、花椒、桂皮、生姜、葱蒜和酒等。多食这些辛温燥烈食品易伤阴液，容易上火，加重秋燥对人体的伤害。古代医书记载"一年之内，秋不食姜；一日之内，夜不食姜"，就是这个道理。

另外，五行之中金克木，即肺气太盛会损伤肝的功能，所以秋天多吃酸味食物，不但可以收敛生津，而且酸入肝养肝，能够有效预防过盛肺气之克伐。

宜甘润

《遵生八笺》还指出："秋气燥，宜食麻以润其燥。"就是说秋季气候干燥，应适当多进食些如蜂蜜、芝麻、杏仁等性滋润味甘淡的食品，既补脾胃，又能养肺润肠，可防治秋燥带来肺及胃肠津液不足后常见的干咳、咽干口燥、肠燥便秘等身体不适症候或肌肤失去润泽、毛发枯槁的征象。

《素问·至真要大论》中说"甘先入脾"，在五行中脾属土，土生金，肺属金，甘味养脾，脾旺则肺气足。甘味食物又有生津的功效，中医理论认为"酸甘化阴"，就是酸味和甘味的食物相合能化阴生津，所以上面讲到的酸酸甜甜的瓜果梨桃是再合适不过的了。另外，像胡萝卜、冬瓜、藕、银耳等以及豆类及豆制品等也适合在秋季食用。

色宜白

秋天是养肺的季节，根据中医五色入五脏的理论，白色入肺养肺，所以在秋天适合多吃白色的食材，如莲藕、百合、山药、荸荠、白萝卜、银耳、杏仁、白果，都入肺经，有很好的养肺润肺的作用。

俗话说"荷莲一身宝，秋藕最补人"。莲藕历来是秋季的食养食疗佳品。

莲藕生用味甘性寒，有清热、生津、凉血、散瘀的功效，古人常以鲜藕汁、鲜梨汁、鲜荸荠汁、甘蔗汁等混合，用于治疗热病伤阴、烦渴引饮之症。

莲藕熟食，则性质变为温补，能健脾开胃、滋补强壮，特别适合体质虚弱者及老年人食用。在此给大家推荐一款秋季佳肴——桂花糯米藕，在藕孔中塞入糯米，加红糖和大枣，煲至软糯，切成薄片，再淋入桂花蜜，色泽红亮，软糯香甜，既美味又养生。

每年秋天，百合开始上市。百合的鳞片洁白如雪，光滑干净。除了寓意美好，象征百年好合，百合还是药食兼用的食疗佳品。百合具有养阴润肺、清心安神之功。《本草纲目》中记载百合能"清痰火，补虚损"。《日华子本草》中记载百合能"安心，定胆，益志，养五脏"。

当然，我们这里说的百合不是花店里的观赏百合，而是食用和药用百合。药用百合多在药房出售，经过炮制，味道苦，一般入药。而食用百合味道脆甜，可以搭配其他食材烹制出各种美味，比如素炒鲜百合、西芹炒百合、百合莲子粥、百合蛋花汤等等。

慎苦燥

秋天应少食苦燥之品。《素问·五脏生成篇》云："多食苦，则皮槁而毛拔。"秋季燥邪当令，肺为娇脏，与秋季燥气相通，容易感受秋燥之邪。中医学认为，苦性燥，苦燥之品易伤津耗气。《金匮要略·禽兽鱼虫禁忌并治第二十四》中提出："肺病禁苦……秋不食肺。"为了预防秋季之燥，饮食应忌煎炸烧烤等苦燥之品，否则会助"燥"为虐，加重秋燥。

另外，根据中医五行理论，金克木，肺旺会伤肝，在秋天不应贪食动物肺脏，以免加重对肝的伤害。

宜平补

俗话说，一夏无病三分虚。经过夏天高温的消磨，兼之吃得比较清淡，难免会感到身体虚弱，因此不少人入秋后就考虑到进补了，这是无可厚非的。但是需要注意，"秋宜平补"是秋天食养食补的一个基本原则。凡事有度，秋季进补要循序渐进，适可而止，否则会适得其反，尤其是进食大量肉食，肥甘厚味，会生湿化热，增加脾胃负担，影响脾胃的正常功能，因而在进补时，应以不伤脾胃为原则。

秋天进补要掌握适度的原则，可选择既有营养又易消化的食物，如鱼、瘦肉、鳖肉、乌骨鸡、禽蛋、奶制品、豆类、藕、山药、芡实、红枣等，调养脾胃，补而不腻。同时搭配我们刚才讲过的甘淡滋润的食物，如芝麻、核桃、蜂蜜、百合、银耳等，对人体非常有益。

冬吃根

秋季过后，冬季来临，那么接下来怎么开启冬季的饮食养生呢？冬天到了大自然收藏的季节了。我们人体要跟上大自然的节奏，也要藏。可以说"藏"就是冬季养生的主旋律。藏什么呢？藏阴精，藏阳气，养精蓄锐。

一年四季中冬天是最适合进补的时节，俗话说"冬令进补，开春打虎"。冬季补好了、补对了，就为第二年一整年的健康打下了坚实的基础，只有"厚积"了，才能"薄发"出来。那么冬季应该怎么补呢？

重养肾

冬季食养以养肾为先。一年四季，每一个季节都有当季重点调养的脏腑。春养肝，夏清心，秋润肺，冬固肾。冬天是五脏中的肾"值班"的时节，是补肾固肾、滋阴补阳的最佳季节。我们常常把人体五脏中的肾比作大树的根。肾是人体生命的原动力，是人体的"先天之本"，肾气充足，人才能健康强壮，生命力旺盛。从某种程度上说，养肾就是养命。

补肾多选用动物性食材，肉蛋奶鱼、动物内脏，都是血肉有情之品，有益精填髓之效。

色黑的食物能入肾而补虚，如黑豆、黑芝麻、黑米、桑椹等。比如黑豆，被称为"肾之豆"，有补肾益阴、养血乌发、健脾利湿、除热解毒的功效。古时有"常食黑豆，可百病不生"的说法。

另外，像核桃、桂圆、板栗、山药、莲子、枸杞、芡实等也入肾经，是补肾佳品。比如板栗，被称为"肾之果"，味甘性温，入脾、胃、肾经，既补脾，又补肾。中医认为，"栗治肾虚，腰腿无力，能通肾益气，厚肠胃也。"核桃，又叫长寿果，味甘性温，入肺、肾经，补肾强腰、固精缩尿、乌发润肌、温肺定喘、润肠通便，久服轻身益气、延年益寿。这些食材都是冬季的养生佳品。

宜温补

每一个季节有每一个季节补的基调。春季宜升补，夏天宜清补，秋天宜平补，冬天宜温补。冬季气候寒凉，天寒地冻，多吃温热性的食材，可以温补人体阳气，抵御寒邪入侵。所以冬天进补多选用温性的补益食材，比如牛羊肉、鸡肉、狗肉、鱼虾、糯米、高粱、栗子、大枣、核桃仁、桂圆、韭菜、南瓜、生姜等。

另外，热粥在冬天用于补阳，会有特别的效果，大部分温热类的食物都可以煮粥，在粥品养胃的前提下，加上温补阳气之品，可起到脾肾双调、先天后天同时调理的作用。

冬天还是最适合吃羊肉的季节。中医认为，"羊肉能暖中补虚，补中益气，开胃健身，益肾气，养胆明目，治虚劳寒冷，五劳七伤"。《伤寒论》中有一个非常著名的药膳方叫当归生姜羊肉汤，非常适合气血亏虚、阳气不足的人食用。而对于平和体质的人，冬天吃羊肉最好搭配冬瓜、丝瓜、菠菜、白菜、金针菇、蘑菇、茭白、笋、豆腐等凉性食材一起吃，可以减弱羊肉的温燥之性。

宜食根

冬天非常适合进食根茎类的食物，比如萝卜、冬笋、红薯、马铃薯、莲藕、山药、芋头、慈姑、牛蒡等。根部是食物储存能量的部位，以植物之根养人体之根，顺应"冬藏"养生之道。

俗话说"冬吃萝卜夏吃姜，不劳医生开药方"。冬天人体的阳气都潜藏在脏腑中，所以内脏阳气相对较足，加之冬季进补，吃的温热性质的食物比较多，所以容易胃肠积热。这个时候就需要用凉性食材降降火，平衡一下。萝卜性凉，能清热生津、凉血止血、顺气宽中、消食化滞，和羊肉可以说是黄金搭档，性凉消导的萝卜能够佐制羊肉的温热燥烈之性，有助于羊肉的消化吸收，化解油腻，营养互补，做到补而不滞，温而不燥。老百姓常说"鱼生火，肉生痰，萝卜白菜保平安"。白萝卜可搭配鲫鱼、瘦肉等煲汤，也可素炒或煮粥，既美味营养，又补而不滞。

除了萝卜等根茎菜，冬天里的大白菜也是既美味又养生的时令佳品。俗话说"百菜不如白菜""冬日白菜美如笋"。白菜味甘性平，有消食下气、清热除烦的功效。清代《本草纲目拾遗》记载其"甘温无毒，利肠胃，除胸烦，解酒渴，利大小便，和中止嗽"，并说"冬汁尤佳"。如配葱白、生姜、萝卜等煎汤饮，可治感冒。

大白菜在冬天怎么吃更养生呢？建议可以与豆制品、鱼虾畜禽肉类、菌藻类等一起搭配，营养更全面，养生功效更佳。醋熘白菜、栗子扒白菜、大虾烧白菜、白菜炖豆腐、猪肉白菜饺子……都是大白菜美味又滋补的吃法。

忌过咸

冬季食养宜增苦少咸。根据"五味入五脏"理论，咸味是入肾的，能增强肾的功能。冬天肾主令，肾的功能偏旺，如果再过吃咸味食品，肾气会更旺，肾属水，心属火，水克火，会伤害五脏中的心，从而导致心的功能减弱。因此冬季饮食切忌过咸，以防肾水过旺。适宜吃些苦味食物如猪肝、羊肝、莴苣、醋、茶等，苦入心，可以增强心的功能，防止肾水克伐。

正月十五打元宵

正月十五元宵节是中国人非常看重的一个节日。"元"，始也；"宵"，有月之夜也。元宵节是一年中第一个月圆之夜，当然要隆重庆祝。在这一天，除了闹花灯、猜灯谜、踩高跷、舞狮子之外，吃元宵自然是元宵节的标配。元宵出现于宋代，称"浮圆子"，《膳夫录》中有"汴中节食，上元油锤"的记载，"油锤"即炸元宵。到了清代，有宫廷御膳房制作的"八宝元宵"，还有"滴粉元宵"，单名字就令人垂涎欲滴了。

很多人认为元宵就是汤圆，只是南北叫法不同，其实不然，两者的配料、做法、口感都不一样。元宵是先把馅料团成球，放进生糯米粉中，不断滚动，糯米粉包裹馅料，元宵即成；汤圆则是先把糯米粉加水和成面团，再把馅料包裹进去而成。简单来讲，元宵是"滚"出来的，汤圆是"包"出来的。元宵的馅料多为黑芝麻、红豆沙、五仁等，单一甜味为主；汤圆的馅料则更加丰富，水果、蔬菜、粗粮、肉均可做馅，荤素通吃，咸甜都有。

虽然元宵和汤圆是不同的食品，但寓意都是一样的。天上月圆，人间团圆。元宵节一家人坐在一起吃着圆滚滚的元宵，祈福一年团团圆圆，圆圆满满。当然，吃元宵还有补脾胃、益肺气、御春寒的保健功效呢。糯米味甘性温，能够健脾益气，再搭配不同的馅料，养生功效又各有所长。比如，黑芝麻元宵，补肝肾、益精血、润肠燥；花生元宵，健脾养胃、润肺化痰；红豆沙元宵，清热和血、利水通经、宽肠理气。

元宵和汤圆香甜软糯，甚是好吃。只是其外皮为糯米所制，糯米性黏滞，《本草纲目》云："脾肺虚寒者宜之。若素有痰热风病，及脾病不能转输，食之最能发病成积。"加之传统馅料大多高糖高油，多吃易壅塞脾胃，导致消化不良。所以食之应有节制，不可贪嘴。有胃病、胃酸分泌过多以及肥胖、三高症的朋友吃元宵应浅尝辄止。

元宵和汤圆怎么吃更健康呢？元宵和汤圆体积小，热量高，建议相应减少主食的摄入量，以免能量超标；元宵一定要温热着吃，只要不烫嘴就行，放凉后糯米淀粉糊化程度减低，更难消化；吃元宵建议同时搭配蔬菜、豆腐、菌菇等，特别是蔬菜，蔬者，疏也，有很好的通利肠胃、防止积滞的作用。

元宵节各地的食俗还有很多，除了吃元宵，还讲究吃面条、年糕、枣糕、水饺、生菜等等。俗语说"上灯元宵，落灯面"，吃面条寓意长长久久；水饺的形状似元宝，寓意财源滚滚；生菜与"生财"谐音。总之都寄托着美好的希望与祝福。

竹叶金盘粽子香

粽子是我国重要传统节日端午节的节庆食品之一，通常由糯米、豆沙、咸蛋黄、肉等馅料包裹在粽叶中，用彩线缠绕绑紧，经过蒸或煮的方式烹制而成。正如元稹的《表夏十首》中云："彩缕碧筠粽，香粳白玉团。"

粽子在古时候也叫"角黍",是用菰叶将黍米包裹成角状做成的,"角"是指形状尖尖似角,"黍"是指菰叶中包裹的馅料是五谷之一的黍。唐代徐坚《初学记》卷四引《风土记》云:"仲夏端午,烹鹜角黍。"宋代官修类书《太平御览》卷八五一引《风土记》云:"俗以菰叶裹黍米,以淳浓灰汁煮之,令烂熟。于五月五日及夏至啖之。"说明当时人们吃角黍的时间是在每年的夏至和端午。

粽子最初是用于祭祀神灵祖先,而历史上最著名的是粽子与屈原的故事。《续齐谐记》记载:"屈原五月五日投汨罗水,楚人哀之,至此日,以竹筒子贮米投水以祭之。"相传在战国时期,三闾大夫、爱国诗人屈原投汨罗江自尽后,百姓莫不感叹哀伤,人们为了防止鱼虫吃掉他的尸体,纷纷划船下河,投放粽子,希望鱼虫吃粽子而不损伤屈原的遗体。端午节家家户户吃粽子、划龙舟缅怀屈原,粽子传承着数千年来人民群众对爱国者的纪念。

粽子的制作方法因地区而异。南方地区的粽子通常用糯米,填充甜或咸的馅料,如红豆、豆沙、咸蛋黄等，然后用粽叶包裹，煮熟后味道香甜软糯。而北方地区的粽子则多用大米，制成杂粮粽子，更加清淡可口。粽子也有各种各样的变种和地方特色。例如，广东地区的粽子通常是用香蕉叶包裹，馅料多是咸味，如咸肉、腊肠等。闽南地区的肉粽子则以糯米与五花肉为主料，馅料鲜美。台湾地区也有自己的特色粽子，如烧肉粽、八宝粽、叉烧粽等。

粽子不仅美味可口、承载着丰富的历史和文化内涵，还和养生保健密切相关。现代粽子的主要馅料是糯米，可以补益脾胃，"脾肺虚寒者宜之"（《本草纲目》）；包裹粽子的粽叶多种多样，如北方大多用芦苇叶，具有清热生津止渴的功效；南方多用箬叶或柊叶，其中箬叶具有清热止血、解毒消肿的作用，柊叶具有解表退热、凉血止血、利咽开音的功效。

粽子适宜趁热食。粽子的主料是糯米，糯米加热后，支链淀粉会糊化，有利于被消化酶分解，更易消化。在食用甜的粽子，如枣泥、豆沙粽时，宜配薄荷茶、绿茶，清热去甜腻；食用高油的粽子，如肉粽、火腿粽时，宜配普洱茶、菊花茶、山楂茶，降脂消食。

月饼团圆百印红

中秋佳节,月洒清辉。每当金风送爽、桂花飘香,夜幕下的月亮就显得比其他时候更加明亮,人们喜欢在这一天举家团聚,吃着月饼,谈古论今,观天赏月。

"几处笙歌邀月老,万家糕饼乐中秋。"谈到中秋佳节,月饼自然是必不可少的主角。据史书记载,月饼起源于唐朝。唐高祖年间,大将军李靖征讨匈奴得胜,八月十五凯旋。当时有经商的吐鲁番人向唐朝皇帝献饼祝捷,高祖李渊接过华丽的饼盒,拿出圆饼,笑指着空中明月说:"应将胡饼邀蟾蜍。"说完把饼分给群臣一起吃,后来唐玄宗将胡饼改名为月饼。月饼发展于明代,盛行于清代,如《西湖游览志余》说:"八月十五日谓之中秋,民间以月饼相遗,取团圆之义。"直到今天,我国仍保留着这个传统习俗。

"小饼如嚼月,中有酥和饴。"月饼品种繁多,

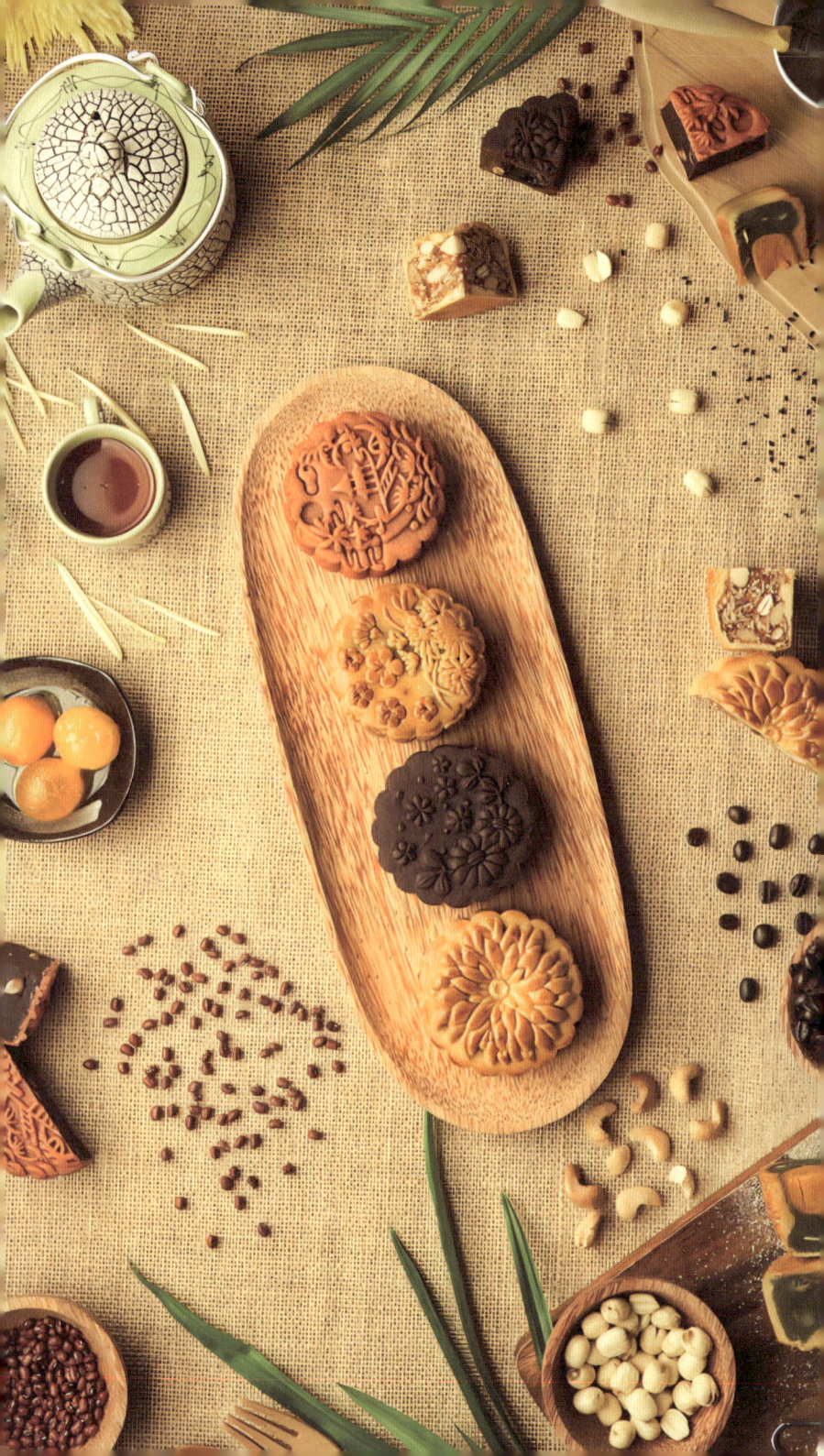

制作精细，风味也是因地而异。

从产地而言，最负盛名的要数京式、苏式、广式和潮式四大类。京式月饼以其独特的糖浆皮而闻名，皮比较厚，外形较为扁平；常见的馅料包括甜杏仁、瓜子仁、花生仁、玫瑰花，还有桃仁和桂花糖等，通常具有浓郁的甜味。

苏式月饼以其松脆的酥皮而著名，外观精致，不油腻；馅料包括椒盐、五仁、火腿、椰蓉、豆沙、芝麻、水晶百果、松子枣泥、清水玫瑰、猪油夹沙等。

广式月饼以其薄皮和丰富的馅料而著名，月饼皮通常采用糖浆皮，馅料包括椰蓉、蛋黄、五仁、莲蓉、枣泥、豆蓉，还有海味、腊味、火腿、水果等多种选择。

潮式月饼通常皮酥馅细，不过分油腻，甜味适中，入口酥脆。馅料包括绿豆、乌豆、水晶、紫芋、海鲜等。除了传统口味的月饼，当代又涌现出很多新式月饼，如冰皮月饼、巧克力月饼、水果月饼等。

月饼不仅美味，寓意团圆和美好，同时还兼具养生功效。就拿最传统的五仁月饼来说吧，就与中医养生思想非常契合。《素问·四气调神大论》言：

"秋三月，此谓容平，天气以急，地气以明。"燥气是秋天的主气，也是六淫的一种，"燥胜则干"，所以秋天的养生主旋律就是润燥、养肺。在中医典籍里，"五仁"最初亮相于宋朝的"滋肠五仁丸"。五仁丸以质润之"仁"合而成方，润行相合，以润燥为要；肠肺同调，以滑肠为主。

传统的五仁馅由核桃仁、花生仁、葵花籽仁、芝麻仁、杏仁组成，都是药食同源的好物。核桃仁可润肺温肾，定喘润肠；花生仁可醒脾和胃，清咽止咳；甜杏仁可祛痰止咳，平喘润肠；芝麻仁可润燥养血，补肝益肾；葵花籽仁可润燥补肾，益精补气。所以五仁的配方，其实蕴含着秋季的养生要义——润肺、养阴、生津、防燥。

大多数月饼糖分、脂肪含量高，特别是儿童、老人及脾胃虚弱者不宜多食，过量食用易致腹胀、消化不良、血糖升高等。此外，月饼还不适宜肥胖、脂肪肝、高脂血症、糖尿病等人群食用。

月饼口感较干，适宜搭配不同种类的茶饮使月饼的风味更加丰富、营养均衡。如绿茶微苦，适合搭配传统的豆沙月饼、红豆月饼或绿豆月饼，可平衡月饼的甜味,使口感更加清新。普洱茶解油腻,适合与油腻的月饼搭配,如广式月饼,尤其是蛋黄月饼、咸肉月饼。花茶如茉莉花茶、菊花茶或玫瑰花茶可以与桃仁、玫瑰花糖等馅料的月饼搭配,花茶有芬芳的香气,与月饼的花香或果味相呼应。白茶是一种轻盈、微甜的茶,适合搭配椰蓉月饼或蛋黄月饼。

冬至须端饺子碗

在古代民间一直流传着"冬至大如年"的说法,冬至是四时八节之一,兼具自然与人文两大内涵,既是二十四节气的重要组成,也是中国民间的传统节日,因此中国人历来尤为重视。"冬至不端饺子碗,冻掉耳朵没人管",潘荣陛曾在《帝京岁时纪胜》中写道:"预日为冬夜,祀祖羹饭之外,以细肉馅包角儿奉献。谚所谓'冬至馄饨夏至面'之遗意也。"冬至吃饺子自古是汉族风俗,大多流行于北方地区。

传说冬至吃饺子的习俗还和"医圣"张仲景有关。张仲景当年在长沙为官,在告老还乡的路上恰逢寒冬，看到不少百姓的耳朵被冻烂，就叫弟子搭医棚，将羊肉和一些驱寒药材放到锅里煮熟，捞出来剁碎，用面皮包成像耳朵的样子，再放入锅里煮熟，做成"驱寒矫耳汤"给百姓吃。百姓服食后，耳朵的冻伤有所缓解。后来，每逢冬至人们便模仿做着吃，渐渐俗称它为"饺子"，寓意"包容消寒"。

饺子由饺子皮和馅心构成。饺皮可用烫面、油酥面、鸡蛋或米粉制作，多用冷水和面；馅心可荤可素、可甜可咸，水分不宜太多；制熟方法可用煮、蒸、烙、煎、炸、烤等。荤馅有三鲜、虾仁、蟹黄、海参、鱼肉、鸡肉、猪肉、牛肉、羊肉等，素馅又分为什锦素馅、普通素馅等。

中国各地饺子的名品甚多，如广东用澄粉做的虾饺、西安的酸汤水饺、上海的锅贴煎饺、扬州的蟹黄蒸饺、山东的高汤小饺等，都是人气颇旺的品种。

在中国人的食谱中恐怕没有哪一种食物像饺子一样占据如此重要的地位。过年过节，迎来送往，人们都喜欢吃饺子。俗话说："迎客的饺子，送客的面。"饺子俨然成了中国文化与传统的一个符号、一种独特问候。

俗话说，冬至饺子夏至面。在冬至这天吃饺子有什么养生功效吗？中医养生理论认为，"冬至一阳生""阴极之至，阳气始生"，杜甫有诗曰："天时人事日相催，冬至阳生春又来。"古人认为自冬至起，天地阳气开始兴作渐强，即下一个循环开始了，为"大吉之日"。冬至不仅是凛冽寒冬的"尾声"，更是明媚春日的"前奏"。若人们养生得当，有利于健康过冬，为来年的健康打下坚实的基础。在这一天吃上一盘香喷喷的韭菜馅饺子，就有很好的扶阳温通的功效。韭菜又称"起阳草"，有助于人体阳气的生发。另外，像羊肉大葱的饺子也不错，羊肉温中健脾，补肾壮阳，葱白通阳开窍，吃过后暖胃暖心，再加一碗热气腾腾的饺子汤，"原汤化原食"，甭提多舒服了。

在一代又一代的传承中，冬至的到来恰如一次阴阳的更迭，人们在享受舌尖上的美味中挥别旧日淤积，汇聚新的气运，周而复始，生生不息。万物更始，自然界本是如此，生活亦如是。

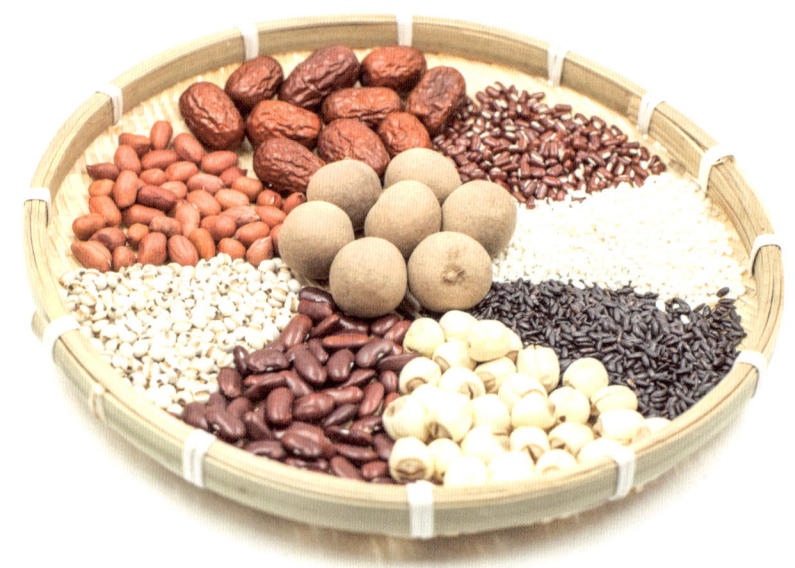

八宝连情锅里装

"小孩小孩你别馋,过了腊八就是年!"相信这句顺口溜很多人都非常熟悉,腊八节,也就是腊月初八,意味着自此日起正式拉开了过年的序幕。这天喝碗腊八粥,能够驱散腊月的寒意,同时带着对新年的期盼,希望来年生活富足,万事"粥"全。

腊八节喝腊八粥是自古就有的节日习俗。相传腊八粥与释迦牟尼佛颇有渊源。佛陀释迦牟尼在成佛前曾尝试过苦修,经常日食一麻一米,甚至七日食一麻米，以致"身形消瘦，有如枯木"，一牧羊女见状便献乳糜（即奶粥）供养，才使佛陀渐渐恢复起来。由此佛陀认识到走苦修之路成佛并不可行，于是来到菩提树下打坐修行，于腊月初八这一天证悟菩提。所以，腊月初八成为佛教中的"成道日"，后信众效仿牧羊女熬粥供佛，来表达对佛陀的纪念。

在我国，腊八节喝腊八粥的文字记载始见于宋代，徐珂《清稗类钞》云："腊八粥始于宋，十二月初八日，东京诸大寺以七宝五味和糯米而熬成粥，相沿至今，人家亦仿行之。"南宋吴自牧《梦粱录》云："此月八日，寺院谓之腊八。大刹等寺，俱设五味粥，名曰腊八粥。"

关于腊八粥的原料，各地不尽相同，不过大多包括红豆、黄豆、绿豆、黑豆、芸豆等豆类，大米、小米、紫米、糯米、薏米、燕麦等谷物，桂圆、花生、莲子、大枣、葡萄干、银耳、核桃、枸杞、山药等干果，人们也可根据个人口味酌情添加红糖等进行调味。每一种食物的搭配，都充满着古人的饮食智慧。

腊八粥不仅美味，还颇具养生功效。古人云，粥乃天下第一补人之物。粥的原料是五谷，而早在

《黄帝内经》中就提出"五谷为养",五谷是最养人的,因为种子的生命力是最强的。

中医把五谷与五脏相对应,五谷养五脏,即大米润肺、小米养脾、高粱养肝、小麦养心、大豆养肾。

另外五色入五脏,"青属木入肝、赤属火入心、黄属土入脾、白属金入肺、黑属水入肾"(《本草备要》),不同颜色的食物也可以分别调理不同的脏腑,简言之就是绿色食物养肝、红色食物补心、黄色食物健脾、白色食物润肺、黑色食物益肾。

因此,我们在调配腊八粥时,可根据自己的身体情况,酌情搭配原料。平时心气不足,经常心悸、气短的人可以加小麦或枸杞、桂圆等红色食材;平时肝气不舒,经常情绪波动的人可以加高粱或绿豆、青豆等青色的食材;平时脾胃虚弱,经常食欲不振、面黄肌瘦、神疲乏力的人可以加小米、南瓜等黄色的食材;平时肺气不足,经常感冒咳喘、免疫力低的人可以加大米、山药等白色的食材;平时肾气不足,经常腰膝酸软、健忘少寐之人可以加黑豆、黑米等黑色的食材。一碗热气腾腾的腊八粥,不仅带来过年的喜庆,也温养着人们的身心。

腊八粥虽然美味，但患有糖尿病的朋友需注意原料搭配和熬煮方法。原料方面建议少用糯米、粳米，多用燕麦、荞麦、豆类等杂粮，熬煮时间缩短一些，不宜过于黏稠，煮熟即可，这样可以延缓血糖升高。

晚餐谨记少数口

有句话我们都听说过，"早上要吃好，中午要吃饱，晚上要吃少"，在这里要特别强调一下晚餐，因为它和我们的健康关系实在太密切了。晚餐吃得过饱、过晚、过于肥腻与现代人的很多疾病密切相关。

晚餐不节制会导致消化系统疾病。俗话说，"十人九胃"，就是说十个人有九个人有胃病，其中相当一部分人的胃肠道疾病是晚餐惹的祸。晚间过多食物堆积在胃肠中，胃肠得不到休息，还要加班加点地劳作，势必会导致功能减退，黏膜屏障减弱，容易引发胃食管反流、消化性溃疡、急性胆囊炎、急性胰腺炎、脂肪肝等消化系统疾病，痞满、泛酸、腹胀、胃痛都是常见症状。

晚餐不节制会导致肥胖和心脑血管疾病。人体在夜间的新陈代谢率下降，能量消耗减低。如果晚餐进食高糖高油高能量的食物，导致热量超标，消耗不掉就会转化成脂肪堆积在体内，导致超重和肥胖。肥胖可是健康的大敌，俗话说"胖是万病之源""一胖百病生"，肥胖是血脂异常、高血压、糖尿病、冠心病、脑卒中等高发慢病的共同高危因素。还有医学研究统计，长期晚餐吃太饱会增加罹患老年痴呆症的风险。

中医认为，白天属阳，晚上属阴，午后为阳气渐衰、阴气渐长之时，这时候人体的消化吸收能力逐渐减弱，如果再饱食，过食肥甘厚味，无疑会加重胃肠负担，影响脾胃运化功能，导致饮食积滞。积食会阻滞脾胃气机，而脾胃是一身气机升降之枢纽，如果我们把人体比作一个车轮，那么脾胃就是中间的轮轴，一旦脾胃堵了，脾不升，胃不降，全身的气机就会壅堵，导致百病丛生。

唐代养生大家孙思邈指出"夜饱，损一日之寿"，晚上吃撑一顿，就减损一天的寿命。有人调侃，晚餐的作用四分之一是为了维持生命，四分之三是为了维持医生的收入，仔细想想有一定道理。

晚餐不节制还会影响睡眠。很多人都有体会，晚餐如果吃得过晚过饱会导致辗转反侧，入睡困难，即使睡着了也睡得不踏实，第二天早上会感觉身体困乏、眼睛干涩。这是为什么呢？两千多年前的《黄帝内经》早就告诫我们"胃不和，则卧不安"。本来晚上应该是"阳入于阴则寐""夜卧则血归于肝"的时候，如果此刻胃里还堆积着很多食物，会堵塞中焦，阻滞经络，导致阳不入阴，同时消化食物要消耗气血，导致血不能归肝，影响气血的化生和输布，自然会影响睡眠质量。

中国古人是讲究过午不食的，佛家也有过午不食的修行戒律。明朝太医刘纯认为"过午不食，去肥气而养胃气"。很多长寿老人的经验和现代研究都表明，晚餐少吃或不吃有利于身体健康。中医历来主张"食饮有节""不时不食"，因为生命是有时间节律的，"日出而作，日落而息"是我们古人适应天地阴阳变化的养生智慧。晚餐少吃或不吃符合养生之道。

当然，严格意义上的过午不食并不普适，完全屏蔽掉晚餐对于很多人来说既不适合，也难以持之以恒。相比之下，晚餐吃七分饱既能够养生，利于健康，也更易于坚持。所谓七分饱，并没有精确的量化标准，以自我感受为准，当你感觉胃里面还没有满，但对食物的热情已经有所下降，进食速度已经变慢，这时候如果撤走食物，也就不想吃了，而且下一餐前没有明显的饥饿感，这就是七分饱了。

除了晚餐谨记少数口，进餐时间也有讲究。晚餐宜早不宜晚，以 17~19 点为宜，与洗洗睡的时间间隔 3~4 小时以上。另外，吃什么有时候比吃多少更重要。晚餐吃什么更养生呢？晚餐宜清淡，忌油腻，建议喝一点清粥养胃。古人特别推崇喝粥养生，认为粥乃天下第一补人之物，17~19 点恰是人体足少阴肾经循行之时，补肾正当时，可以在粥里加入核桃、桂圆、黑芝麻、板栗、桑椹等，益肾又美味。同时再搭配一碟青菜，既补充营养，又有助消化。而鸡鸭鱼肉、山珍海味、煎炸烧烤最好放在午餐进食，晚餐若食之也宜浅尝辄止，不应大快朵颐。

05 因人择食

我们常说"人生而不同",为什么有些人天生容易生病,有些人身体素质却特别好?为什么有些人天生性格就比较急躁,有些人则从小就性格沉静?其实这都是因为我们每个人的体质有所不同。

体质决定了我们的健康,决定了不同的人对某些疾病的易感性,也决定了我们在患病之后会有什么具体的反应形式,比如,同处于一个环境,有的人容易过敏;同样的降雨降温,有的人更容易感冒;同样是一种病毒感染导致的流感,每个人的症状表现却各不相同。另外,治疗后的效果、预后和转归也会受体质的影响。

所谓"人各有质",每个人有每个人体质的独特性。体质的差异受到先天遗传因素、后天自然和社会环境因素、性别因素、年龄因素等的影响。有多种体质分类方法,目前比较常用的是体质九分法,即把体质分为平和质、气虚质、阳虚质、阴虚质、痰湿质、湿热质、血瘀质、气郁质、特禀质9种类型。其中平和质是健康人的体质,其他8种被称为偏颇体质,偏颇体质的人罹患一些疾病的风险就可能增高。比如痰湿体质的人容易患高脂血症、脂肪肝、肥胖、高尿酸血症等,气郁体质者容易患高血压、情志疾病等。

体质既是相对稳定的,又是动态可变的,因为相对稳定,所以我们可以评测体质状态;因为动态可变,所以我们可以进行干预调理,使体质更接近于平和质,更好地维护健康状态。

在9种体质中,平和质是阴阳平衡的体质,我们可以参照前面几章的食养原则,根据不同季节,结合不同地域特点,进行日常调养。接下来我们主要介绍8种偏颇体质的食养方法。

气虚质——虚者补之

"回眸一笑百媚生，六宫粉黛无颜色。"白居易的《长恨歌》流传千古，讲的是唐玄宗与杨贵妃的爱情故事。被无数文人描绘过的古代四大美女之一的杨玉环，可能是典型的气虚体质。其外形特点可以用现阶段流行的一个词语——"虚胖"去概括，即肌肉松软不实，不耐寒热，一热就容易出汗，一降温就怕冷怕风。气虚体质的人容易疲乏无力，易患感冒及内脏下垂等疾病，如胃下垂、肾下垂等。这类人平素语音低弱，气短懒言，精神不振，易出汗，舌淡红，舌边有齿痕，脉弱。气虚体质的人对外界环境适应能力比较差，不耐受风、寒、暑、湿。冬天、夏天、雨天都会感觉身体更加困乏。气虚体质的人性格方面偏于内向，不喜欢冒险。

气虚体质的饮食调养以选择性质平和而偏温补的食物为佳，如常食粳米、糯米、籼米、小麦、小米、黄米、大麦、山药、马铃薯、大枣、胡萝卜、鸡肉、鹅肉、兔肉、鹌鹑、牛肉、狗肉、青鱼、鲢鱼、猪肚等。不宜多食生冷、苦寒、黏滑、油腻及不易消化的食物。

在药膳的选择上，补气类的药膳适用于气虚体质。补气重在补脾肺之气，常用的益气类药食有黄芪、党参、西洋参、山药、莲子、大枣、茯苓等，下面介绍几种日常可用的药膳食疗方。

黄芪蒸鸡：母鸡1只（1 000克左右），黄芪30克，食盐1.5克，黄酒15毫升，葱、生姜各10克，清汤500毫升，胡椒粉2克。

将母鸡宰杀后去毛，剖开去内脏，洗净。先入沸水锅内焯至鸡皮伸展，再捞出用清水冲洗，沥干待用。黄芪用清水冲洗干净，趁湿润斜切成2毫米厚的长片，塞入鸡腹内。把鸡放入砂锅内，加入葱、姜、绍酒、清汤、精盐，用湿绵纸封口。上蒸笼用武火蒸，水沸后蒸1.5~2小时，至鸡肉熟烂。出笼后去黄芪，再加入胡椒粉调味。空腹食之。

此药膳方中，黄芪是一味药食同用的原料，性微温，味甘，归脾、肺经，擅长补气升阳、益卫固表、托毒生肌、利水消肿。黄芪和人参均属补气良药，但人参偏重于大补元气、回阳救逆，常用于虚

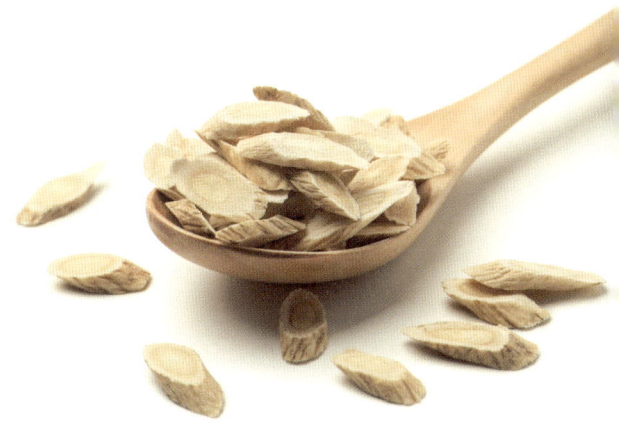

脱、休克等急症,效果较好。而黄芪则以补虚为主,常用于体衰日久、言语低弱、脉细无力者。黄芪具有补而不腻的特点,可单味使用,也可与党参、人参等其他药物配伍应用。

鸡肉性温,味甘,归脾、胃经,可以温中益气、补精填髓。与公鸡相比,老母鸡补气补血作用更强,正所谓"母鸡越老,功效越好"。老母鸡用文火熬汤,最适合孕妇、产妇、贫血患者及术后患者补养身体。

此药膳鸡肉与黄芪搭配,可达到很好的益气升阳、健脾补虚的功效,适合气虚体质的人群调养服食。需要注意的是,如果气不虚,不要乱补哦,否则吃了容易上火。

健脾益气粥:黄芪10克,党参10克,茯苓10克,薏苡仁10克,大米200克,大枣20克。

健脾益气粥的做法很简单,先将黄芪装入纱布包内,与薏苡仁、党参、茯苓一并放入锅中,加适量清水浸泡30分钟,再加入大米、大枣,大火煮开后改为文火熬煮1小时,取出纱布包即可。

此粥中薏苡仁也称为薏米、苡仁、菩提珠等,既是食物,又是药物。其性微寒,味甘、淡,归脾、胃、肺经,功效为利湿健脾、舒筋除痹、清热排脓。党参性平,味甘,归脾、肺经,可以补中益气、养血生津。茯苓甘、淡,平,归心、肺、脾、肾经,可以利水渗湿、健脾,还可宁心安神。此药膳不仅健脾益气的功效好,而且性质平和,口味香甜,适合于气虚体质人群的日常调养。

阳虚质——寒者热之

"阳虚"是指我们的机体阳气亏损,温养、推动、气化等功能减退,以畏寒肢冷为主要表现。

在我们日常生活中阳虚体质主要表现为怕冷、四肢凉、口淡不渴,或喜热饮,或自汗,小便清长或尿少浮肿,大便稀薄,面色白,舌淡胖嫩,苔白滑,脉沉迟无力。可同时有一些前文提到的神疲、乏力、气短等气虚的表现。城市人群、知识分子、白领、女性是阳虚体质的高发人群。这部分人群肌肉往往松软不实，性格多沉静、内向，易患痰饮类疾病，胃肠很"脆弱"，平素大便不成形，一吃凉的或吹冷风就容易腹泻，性欲低下，女性易痛经、月经周期延长等。阳虚体质的人对外界环境的适应能力可以概括为耐夏不耐冬，冬天更怕冷，比别人穿得都多，手脚冰凉，腰臀小腹凉，易感风、寒、湿邪。

阳虚体质的人饮食调养应多食味甘辛、性温热、具有温补作用的食物，如牛肉、羊肉、鸡肉、猪腰、虾、生姜、大葱、韭菜、辣椒、核桃、龙眼肉等。此类食物可温脾补肾、温阳化湿，有利于改善阳虚体质。

阳虚之人不宜食生冷、寒、黏腻的食物。即使盛夏，也不可过食寒凉之物，而生姜、羊肉等温热食物反宜多食，正所谓"冬吃萝卜夏吃姜"。阳虚体质的人在夏日三伏中可每伏服食羊肉汤，配合天地阳旺之时，以壮人体之阳，俗语说"伏天一碗羊肉汤，不用神医开药方"。下面介绍两款补阳药膳。

羊脊骨粥：选用羊连尾脊骨1条，粳米60克，葱、姜、食盐、黄酒适量。将羊脊骨砸碎，用水2.5升，煎取汁液1升，放入粳米煮粥。粥欲熟时，加入葱末等调料，粥熟，加入20毫升料酒，搅匀，空腹食之。若作汤佐餐服用也可。

羊肉性热，味甘，归脾、胃、肾经，可健脾温中、补肾壮阳、益气养血。李时珍在《本草纲目》中说羊肉能暖中补虚，补中益气，开胃健身，益肾气，养胆明目，治虚劳寒冷，五劳七伤。羊肉与粳米相合熬成米粥，更容易消化吸收，温补效果更佳。

中医经典古籍《金匮要略》中有一个著名的药膳方叫"当归生姜羊肉汤"，用当归20克、生姜30克、羊肉500克为原料熬煮而成，用以温中补血、调经散寒，也是阳虚体质的调养良方。

羊肉虽然好吃，但不可贪嘴。感冒发热期间以及阳热体质容易上火的人不宜食之。

杜仲腰花：杜仲12克，猪肾250克，黄酒25毫升，葱50克，味精1克，酱油40毫升，醋2毫升，干淀粉20克，大蒜10克，生姜10克，食盐5克，白砂糖3克，花椒1克，食用油100克。首先将杜仲以水300毫升熬成浓汁，去杜仲。再加淀粉、黄酒、味精、酱油、白砂糖拌兑成芡糊，分成2份待用。猪肾剖为两片，刮去筋膜，切成腰花，用芡汁调拌。生姜去皮，切片；葱洗净切成节，待用。炒锅烧熟，油入，烧至八成热，放入花椒烧香，再投入腰花、葱、姜、蒜，快速炒散，沿锅倾入芡汁与醋，翻炒均匀，起锅装盘即成，趁热佐餐食用。

腰花的原料为猪肾，就是我们平常讲的"猪腰子"，性平，味咸，归肾经，可以补肾益阴、利水。杜仲是一味临床常用的补肾中药，性温，味甘、微辛，归肝、肾经，功效补肝肾、强筋骨。全方补肾益精、健骨强体，是一个以补肾助阳为主的药膳方，对肾阳亏虚者具有调养作用。

阴虚质——热者寒之

"阴虚"是指人体阴液亏少，滋润、濡养等功能减退，以口咽干燥、五心烦热、潮热盗汗等为主要表现。

"嘴甜心苦，两面三刀，上头一脸笑，脚下使绊子，明是一盆火，暗是一把刀"，在《红楼梦》

里这样描述了一位人物，也就是我们所熟知的王熙凤，根据书中的描写，她比较符合阴虚体质的特征。阴虚质总体特征为阴液亏少，故而多有口燥咽干、手足心热的表现。阴虚体质的人大多体形偏瘦，皮肤偏干，肤色偏红、偏暗，尤其颧骨部分特别红，容易上火，经常口渴，五心烦热，即手心、足心、胸口发热，并且睡眠差、多梦，容易盗汗，即进入睡眠状态后出汗较多的状态。观察阴虚体质人群可以发现，他们的舌头颜色与口唇颜色较平和体质的人群更红，舌头比较瘦小，舌苔少，严重的没有舌苔，舌头像镜面一样，被称为"镜面舌"；脉形细，脉速快。阴虚质人群性格大多外向好动、活泼，性情往往比较急躁。这类人群耐冬不耐夏，不耐受暑、热、燥邪。

阴虚体质经常与气虚质、气郁质、血瘀质等体质兼夹存在，我们在进行体质辨识的时候，应该重点关注口咽干燥、五心烦热、潮热盗汗、两颧潮红、舌红少苔、脉细数这几个主要特征。

阴虚体质的人在饮食调养方面以养阴之品为主，宜食芝麻、糯米、绿豆、乌贼、龟、鳖、牛奶、鸡蛋、鸭肉、猪皮、豆腐、甘蔗、荸荠、梨、百合、桃子、银耳、木瓜、菠菜、无花果等，可食用百合粥、枸杞粥、桑椹粥、山药粥等具有养阴功效的药膳。葱、姜、蒜、韭菜、辣椒等辛辣燥烈之品应少吃。下面介绍两款适合阴虚体质的调养药膳。

生地黄鸡：生地黄250克，乌雌鸡1只，饴糖150克。鸡宰杀去净毛，洗净，去内脏备用。将生地黄洗净，切片，入饴糖，调拌后塞入鸡腹内。将鸡腹部朝下置于锅内，于旺火上笼蒸2~3小时，待其熟烂后，食肉，饮汁。

生地黄来源于玄参科植物地黄的块根，因其块根大，皮薄肉厚，多汁，能把土里的精髓都聚集起来，可以养五脏之阴，因此得名"地髓"，又寓意着此药能填髓益精。把地黄紫红色的花摘下来，可以从后面吸出甜甜的汁液，所以地黄也叫酒壶花根。其性寒，味甘、苦，归心、肝、肾经，功效清热凉血、养阴生津。地黄始载于《神农本草经》，被列为上品，"主折跌绝筋，伤中，逐血痹，填骨髓，长肌肉。作汤，除寒热积聚，除痹，生者尤良。久服轻身不老"。

乌鸡又名"药鸡"，与普通鸡肉相比，补益作用更强，性平，味甘，归肝、肾、肺经，补肝益肾、补气养血、退虚热的作用都非常明显。

此药膳具有很好的滋补肝肾的功效。对阴虚导致的心悸、健忘、虚烦失眠、积劳虚损以及病后、产后人群均有效果，同时也是一个味效俱佳的膳方。但对于脾气素弱、饮食不化、大便溏薄者，因本膳偏于滋腻，故不适宜食用。另外，外感未愈以及湿气重的人群不宜食用。

秋梨膏：选用秋梨、百合、冰糖，将梨切碎，榨取汁，梨渣加清水再煎煮1次，过滤取汁，二汁合并备用。百合10倍量的水煮沸1小时，滤出后再加6倍量的水煮沸30分钟，滤出汤汁，二液混合。将汤液兑入梨汁，文火浓缩至稀流膏时，加入捣碎之冰糖末，搅拌令溶，再煮片刻即成。每服10~15毫升，每日2次，温开水冲服。

梨性寒，味甘，归肺、胃、心经，具有止咳化痰、清热降火、清心除烦、润肺生津、解酒的功效。梨不仅味美多汁，甜中带酸，而且营养丰富，含有多种维生素和矿物质。梨既可生食，也可蒸煮后食用。中医认为梨"生者清六腑之热，熟者滋五脏之阴"。

百合也是味甘性寒之品，入心、肺经，擅长清心火，安心神，泻肺热，润肺化痰止咳。百合与秋梨配伍，清热润肺滋养的效果更佳。

需要注意的是，梨和百合均性寒凉，凡脾胃虚寒、大便溏泄及肺寒咳嗽者不宜食用。同时此方不宜与螃蟹同食，否则易伤脾胃而致呕吐、腹痛、腹泻。

气郁质——郁者行之

当我们念起"寻寻觅觅，冷冷清清，凄凄惨惨戚戚"的诗句时，可以体会到诗人心中的愁苦；当我们回味起"故乡何处是，忘了除非醉"的意境时，能够感受到诗人的丝丝乡愁。著名词人李清照就比较符合气郁质的特征。李清照幼时家中生活条件优渥，度过了天真的少女时代，又走过了幸福相知的甜蜜婚姻，所以早期的诗词以温婉美好的词句为主，但晚年遭遇家国变故，悲惨遭遇使她很痛苦，我们从词句中也可略窥一斑，最终郁郁寡欢，悄然辞世。现代社会压力大，生活节奏快，也不乏这样精神上无法舒展、郁郁寡欢的人，他们整体上身体的气机处于郁滞状态，多出现神情抑郁、忧虑脆弱、喜欢唉声叹气等气郁表现。气郁质的人形体偏瘦者居多，性格多内向不稳定，敏感多虑，精神刺激适应能力较差，遇到大喜大悲心情更加容易大起大落。

与其他几种体质不同的是，气郁体质更多是由于精神、情志等原因，以及个人性格特点所造成的。女性群体由于感情丰富等特点，也更易形成气郁体质。因此在调养中，精神调摄的作用非常重要。

在饮食上，气郁质宜食具有行气理气功效的食物，如佛手瓜、橙子、柑皮、荞麦、麦芽、韭菜、茴香、大蒜、刀豆、玫瑰花、陈皮等。下面介绍两款具有理气作用的药膳。

柚皮醪糟：柚子皮（去白）、醪糟、红糖各适量。将柚子皮制成细末。煮红糖醪糟1小碗，兑入细末3~6克。趁热食用，每日2次。

柚子和柑橘一样，都是芸香科柑橘属的植物，性寒，味甘、酸，入肺、脾、胃经，具有消食和胃、健脾、止咳、解酒的功效。而柚子皮可以理气宽中、消食化痰，醪糟可温经散寒和血、健脾益胃和中，因此该方行气及疏肝和胃的效果很好。

佛手茶：鲜佛手25克（干品10克）。沸水冲泡代茶饮。适用于肝郁气滞、肝胃不和之胃脘胀痛等。

佛手也叫佛手柑、五指柑、手柑、福寿柑，性温，味辛、苦，归肝、脾、胃、肺经，功效疏肝解郁、理气和中、燥湿化痰。肝胃不和所致的胁肋胀满、脘腹痞满、胃脘胀痛等，用它都有效果。经常饮用对调理气郁体质很有帮助。

血瘀质——瘀者化之

"血瘀"是指瘀血内阻，以疼痛、肿块、出血、面色黧黑，或唇甲青紫，或肌肤甲错，或皮肤出现丝状红缕，或皮下紫斑，或腹露青筋等为主要表现。

《三国演义》中描述张飞"豹头环眼，燕颔虎须，声若巨雷，势如奔马"。其实，梁山上的黑旋风李逵、三国里的张飞、混世魔王程咬金，三人都是又高又壮的黑汉子，他们的体质都比较符合血瘀质的特征。血瘀质的人往往肤色晦暗，色素沉着，皮肤上容易出现瘀斑、瘀点，口唇颜色比较紫黯，舌质颜色黯淡或可观察到有瘀点瘀斑，舌下络脉紫黯或增粗，脉涩。这类人群不仅容易长斑,还容易长结节、囊肿、息肉、肿瘤等。

血瘀体质者饮食调养可常食山楂、黑木耳、醋、玫瑰花、茄子、油菜、慈姑、螃蟹等具有活血化瘀作用的食物,可少量饮酒以温经通络。下面介绍两款适合血瘀体质的调养药膳。

玫瑰花茶:玫瑰花 5 克(鲜品加倍),用沸水冲泡 10 分钟,不拘时温饮。玫瑰花是药食两用之品,具有理气活血、疏肝和胃的功效。特别对于改善女性气滞血瘀导致的月经后期、量少色黯、有血块、小腹疼痛,兼见精神抑郁或烦躁不安、胸胁及乳房胀痛、纳食减少等症状均有效果。常饮玫瑰花茶还有美容养颜的作用呢。

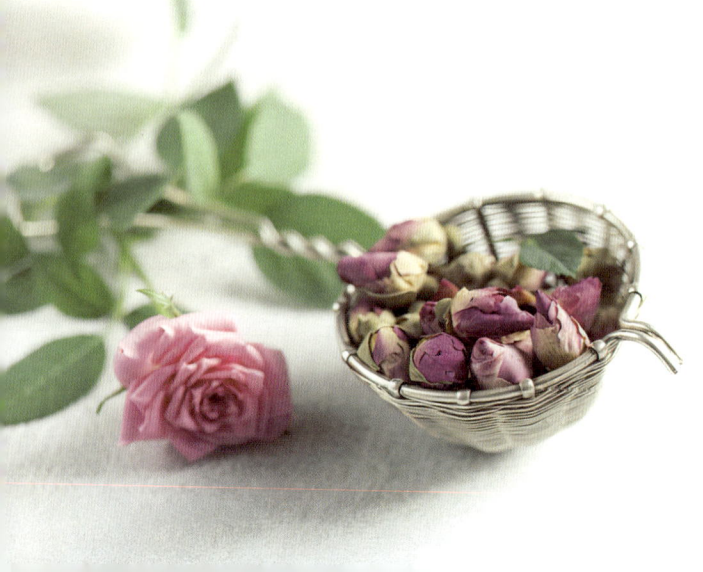

三七蒸鸡：母鸡一只（1 500克），三七20克，姜、葱、料酒、盐各适量。三七一半上笼蒸软，切薄片，一半磨成粉。姜切片，葱切大段。将鸡剁成小块装盆，放入三七片，葱、姜摆于鸡块上，加适量料酒。上笼蒸2小时左右，出笼后拣去葱姜，拌入味精、三七粉即成。吃肉喝汤，佐餐食用。

三七为五加科人参属植物三七的块根和根茎，是一味常用的名贵中药，其主要功用在于活血化瘀、消肿止痛、滋补强壮。李时珍《本草纲目》云其"止血，散血，定痛，"功可补血，去瘀损，止血衄，能通能补，功效最良，是方药中之最珍贵者。三七生吃，去瘀生新、消肿定痛，并有止血不留瘀血、行血不伤新的优点；熟服可补益健体。三七已被列入可用于保健食品的药材品种目录之中。

需要注意的是，具有活血化瘀功效的药膳，孕妇应慎用或忌服。

痰湿质——湿者利之

我们常在京剧艺术中见到"七品芝麻官"的形

象,这七品芝麻官虽然官不大,但上上下下都要应酬,难免酒肉不断,时间久了,就变得大腹便便了。这一部分人群就比较符合痰湿质的形体特征。

痰湿体质的人以形体肥胖、腹部肥满、口黏苔腻等表现为主要特征。常表现为面部皮肤油脂较多,多汗且黏,胸闷,痰多,口黏腻或甜,喜食肥甘甜黏,苔腻,脉滑。痰湿体质的人对梅雨季节及湿重环境适应能力比较差,性格上多温和、稳重,善于忍耐。这类人是肥胖、高脂血症、冠心病、糖尿病等慢性病的高危人群。

痰湿体质的人在饮食调养上应当少食肥甘厚味,少饮酒,勿食过饱。可多食具有健脾利湿、化痰祛湿功效的食物,如白萝卜、薏米、赤小豆、白扁豆、冬瓜、丝瓜、竹笋、紫菜、海带、文蛤、海蜇、荷叶、茯苓、陈皮等。下面推荐两款适合痰湿体质的药膳。

赤小豆薏米山药芡实粥:选用赤小豆30克,薏米30克,山药30克(鲜品加倍),芡实30克。将四味食材洗净,浸泡1小时,同入砂锅,小火煲1小时即可。

赤小豆性平,味甘、酸,归心、小肠、脾经,功效利水消肿退黄，清热解毒消痈。薏米性微寒，味甘、淡，归脾、胃、肺经，功效为利湿健脾、舒筋除痹、清热排脓。山药性平，味甘，归脾、肺、肾经，可补脾养胃、生津益肺、补肾涩精。芡实性平，味甘、涩，归脾、肾经，可固肾涩精、补脾止泻、除湿止带。四味相互配伍，健脾利湿的效果更佳。

莱菔子粥：选用莱菔子15克，粳米100克。将莱菔子炒熟，磨成细粉。将粳米洗净，与莱菔子粉一同置锅内，加水适量，置武火上烧沸，用文火熬煮成粥即成。每日温食。

"莱菔"就是我们平时所说的萝卜，"莱菔子"就是萝卜的干燥成熟种子，性平，味辛、甘，归脾、胃、肺经，可以消食除胀、降气化痰。莱菔子下气，与萝卜一样，不宜与人参同用。本方适用于饮食积滞、痰壅气逆之证，其下气作用很强，因此脾气亏虚者不宜食用。

湿热质——湿热清之

湿热体质以面垢油光、口苦、苔黄腻等湿热表现为主要特征。这类人一般兼有"湿"与"热"的特征,形体中等或偏瘦,常见面垢油光,好像脸上总洗不干净似的,易生痤疮,口苦口干,身重困倦,大便黏滞不畅或燥结,小便短黄,男性易阴囊潮湿,女性易带下增多,舌质偏红,苔黄腻,脉滑数。

湿热不仅影响外貌和生理特点,也会影响其内在心理。湿热体质的人容易心烦急躁、性格外向、情绪易激动、多怒、好动、不喜静。在发病倾向上更容易患上疮疖、黄疸、热淋等湿热邪气聚集的疾病。因内在湿热较盛,所以对夏末秋初湿热气候、湿重或气温偏高的环境较难适应。

湿热体质的人调养时应以清热化湿为原则。饮食以清淡为主,主食多选择薏苡仁、赤小豆、绿豆、大米等清热利湿之品。可多食蔬菜、水果,如空心菜、苋菜、芹菜、丝瓜、苦瓜、黄瓜、莲藕等。少食油炸、烧烤及肥甘滋腻助湿生热的食物。忌辛辣燥烈食物,如辣椒、蒜、姜、葱等。另外,牛肉、狗肉、鸡肉、鹿肉等温阳食物宜少食用。酒性辛热上行,湿热之人切记不可酗酒。可以用茵陈、苦丁等以沸水冲泡代茶饮。大便黏滞不爽者,可用荷叶、丝瓜络等泡水代茶饮。下面介绍两款适合湿热体质人群食用的调养药膳。

荷叶薏米冬瓜汤：冬瓜500克，鲜荷叶半张，薏米30克，盐、味精各3克。将荷叶洗干净；冬瓜去皮，洗净，切成长4厘米、宽2厘米的块；薏米去泥沙，淘洗干净。薏米、荷叶、冬瓜同放炖锅内，加适量水，用武火烧沸，再用文火炖35分钟，除去荷叶，加入盐、味精即成。

荷叶性平，味苦、涩，归肝、脾、胃经，可清暑化湿，升发清阳，凉血止血。冬瓜甘、淡，微寒，归肺、大肠、小肠、膀胱经，可利尿、清热、化痰、生津、解毒。此汤具有很好的清热利湿的功效，尤其适合在夏季食用，但需注意，脾胃虚寒的人不宜食用。

玉米须蚌肉汤：玉米须50克，蚌肉120克。先将蚌肉放入瓦罐文火煮熟，再放玉米须一起煮烂。每次吃蚌肉30克，喝汤100毫升。

玉米须性平，味甘、淡，归膀胱、肝、胆经，可利尿泻热，利胆退黄。蚌肉甘、咸，性寒，归肝、肾经，可清热解毒、养肝凉血。此方具有清肝利胆、利湿退黄的功效。脾胃虚寒者需慎用。

特禀质——特禀调之

特禀质是九种体质中较为特别的一种,一般多指过敏体质。现如今容易过敏的人越来越多,湿疹、荨麻疹、过敏性鼻炎、过敏性哮喘等疾病已成为常见病。中医一般认为这是肺脾两虚导致的,常见风团、咽痒、鼻塞、喷嚏、喘咳等表现。

特禀质的调养原则以益气固表、养血消风为主。饮食调养上,特禀体质者应尽量谨慎,根据自身实际情况制订相应保健食谱。避免接触致敏食物,饮食以清淡为主,忌食生冷、辛辣、肥甘厚腻之品。对牛奶、蚕蛹、螃蟹、大虾等异体蛋白食物应慎用。可适当选用药食两用之物,酌情服用党参、黄芪、甘草、当归、何首乌等以补益气血。下面推荐两款适合特禀质的调养药膳。

红枣鸡肉粥:粳米100克,红枣10枚(去核),连骨鸡肉100克,生姜、葱白、香菜少许。上述原料分别洗净,姜切片,香菜、葱切末。锅内加水适量,放入鸡肉、姜片大火煮开。然后放入粳米、红枣熬

45分钟左右。最后加入葱白、香菜调味即成。

粳米调中和胃，渗湿止泻，除烦。大枣补中益气，养血安神。二者都性平，味甘，配以鸡肉，温中益气、补精填髓，风味佳且利于消化吸收。此粥具有益气固表、健脾养血的功效。

参枣米饭：党参15克，糯米250克，大枣30克，白糖50克。先将党参、大枣煎取药汁备用。再将糯米淘净，置瓷碗中加水适量，煮熟，扣于盘中。将煮好的党参、大枣摆在饭上。加白糖于药汁内，煎成浓汁，浇在枣饭上即成。空腹食用。

党参性平，味甘，归脾、肺经，具有补中益气、养血生津的功效，既善补中气，又益肺气，性质和平，不燥不腻。大枣补中益气，养血安神，缓和药性。党参与大枣合用，补中益气，兼有养血的功效。本方香甜可口，特禀体质者可以常服。

不过需注意，上面两款药膳均为补益之品，故在感冒发热期间不宜食用。

06 以食疗病

现在人们的生活水平普遍提高,更加注重自身的健康,并且更加希望通过食用天然、绿色的食物来达到维护健康、预防和治疗疾病的目的,也就是我们经常听到的"食疗"一词。"食疗"即通过膳食产生的治疗功效,用膳食的手段进行治疗。

药王孙思邈在《千金方》中指出:"夫为医者,当须先洞晓病源,知其所犯,以食治之,食疗不愈,然后命药。""食能排邪而安脏腑,悦神爽志以资血气。若能用食平疴,释情遣疾者,可谓良工。"指出生病的时候应该先用食物治疗,推崇能用食物治好病的医生是好医生。食物是最好的医药。本章节我们就来谈谈生活中几种常见病的食疗方法。

感冒不止喝姜汤

感冒是生活中常见的外感疾病，尤其季节交替时更易高发，临床表现为鼻塞、喷嚏、流涕、发热、咳嗽、头痛等。而姜汤是当下许多人生活中常用的"灵丹妙药"，往往只要是吹风了、淋雨了、感冒了，就来上一碗热乎乎的姜汤。然而不是所有感冒都可以用姜汤打败。

感冒其实是分很多类型的，比如有风寒感冒、风热感冒、暑湿感冒、体虚感冒、时行感冒等，针对不同类型的感冒需要用不同的治疗方法。

风寒感冒：主要是由吹风、受凉而感受风邪、寒邪引发的感冒，秋冬季发生较多，表现为怕冷较重而发热较轻，无汗，头痛，肢体酸楚，甚至肢体疼痛，鼻塞声重，打喷嚏，流清涕，咽痒咳嗽，痰白稀薄。

推荐食疗方：葱白姜枣粥。粳米30克，桂枝6克，豆豉6克，生姜5片，红枣10颗，葱白30克。取粳米30克煮开后再依次加入其他食材，共煮成粥。

在风寒感冒期间需注意饮食宜清淡，这时候冷饮、雪糕、螃蟹、肥肉等生冷寒凉、肥甘厚腻之物就应当尽量避免食用了。除食疗以外，蒸蒸桑拿，用热水泡脚，适当多饮一点热水，都有助于风寒感冒的恢复。

风热感冒：风热之邪犯表、肺气失和所致感冒为风热感冒，多发生于春季气候转温的时候，主要表现为发热重，恶风轻，汗泄不畅，咽干咽痛，鼻塞，鼻涕黄稠，头胀痛，咳嗽，痰黏或痰黄，口干欲饮。

推荐食疗方：银花薄荷茶。金银花 15 克，菊花 10 克，薄荷 6 克，陈皮 5 克，白糖适量。先将金银花、菊花、陈皮加适量水煮 15 分钟，后加入薄荷煮沸 2 分钟，倒出汤液，加入适量白糖代茶饮。

风热感冒的朋友一般建议吃比较清淡的饮食，还建议吃具有润肺化痰止咳效果的食物，例如番茄、绿豆、白萝卜、苦瓜、紫菜、海带、百合、豆豉、荸荠等。倘若在此时摄入桂圆、大枣、羊肉等一些温热大补的食物，则会使原本的症状加重，不利于病情的恢复，还要注意忌油炸、干燥性食品。

暑湿感冒：多发生于夏季天气炎热的时候，因夏季天气闷热、湿度大，加上贪凉吹风、喝冷饮引起的感冒，主要表现为发热，轻微怕风，身热不扬，汗出不畅，肢体困重或酸痛，头重如裹，胸闷脘痞，纳呆，鼻塞，流浊涕，心烦口渴，大便或溏，小便短赤。

推荐食疗方：荷叶冬瓜汤。荷叶 10 克，鲜冬瓜 250 克，食盐适量。荷叶、冬瓜共入锅中，加水煮至冬瓜熟，食盐调味，饮汤食冬瓜。

炎热的夏季可以通过食用一些清凉解暑、健脾利湿的食物来预防暑湿感冒，如西瓜、黄瓜、茄子、莲藕、薏米、赤小豆等；少吃或不吃辛辣刺激、油腻厚味、生冷寒凉的食物，如辣椒、酒类、油炸食品、冰淇淋等；避免暴饮暴食或过饥过饱。

上火了要忌口

上火是民间对中医热证的俗称，来自传统中医对人体和疾病的认识，比如我们常见的眼睛红肿、风火牙痛等都是上火的表现。中医将上火分为实火和虚火两种。由于长期过度劳累或熬夜，内伤劳损从而导致上火的症状属于虚火，可表现为反复口腔溃疡、失眠多梦、盗汗等。由嗜食辛辣、甜腻，过度进补或者生气等导致体内阳气过于旺盛而引起的上火属于实火，主要表现为头痛、目赤、渴喜冷饮、烦躁、腹胀痛、大便秘结、小便黄，或肛裂痔疮出血、鼻出血等症状。

上火时，任何温补类食物都不宜食用，如羊肉、狗肉、鹿肉、鸡肉、鹿茸、鲍鱼、大枣、核桃等，以免加重上火症状。不要吃辛辣温燥食品，如辣椒、姜、茴香、花椒、大蒜、胡椒、桂皮等，因为这些食物辛温燥烈，容易助长火热，使上火症状加重，不利于病情恢复，因此要禁食。同样，温热性的水果是不适合吃的，如果食用过多的温热性水果容易导致病情迁延不愈，比如荔枝、龙眼、榴莲等。除此之外，黏腻食物如肥肉、糍粑、年糕、糯米饭以及油炸、油煎食物等，易滋生湿热，使病情加重，也应当禁食。

"上火"是人体阴阳失衡的信号，除了虚实之分外，常见的上火症状由以下几种"火"引起。

心火过旺：主要表现为心烦、心悸、失眠、口舌生疮、小便黄赤等症状。应对心火旺需要以清心泻热为主，推荐莲子汤用以降心火。选带心的干莲子用清水浸胀，盛于大碗里，加水浸没，再上屉，用旺火蒸约1小时，至莲子酥烂，即出笼。另取一锅，注水一大碗，加上白糖和已蒸酥的莲子，置于火上煮，边煮边搅，至沸，晾凉即成。

大家都知道莲子心味很苦，它是寒性的，归心、肾经，擅长清心安神、交通心肾、涩精止血。而莲子肉是平性的，可以补脾止泻、益肾固精、养心安神。莲子心与莲子肉同食，既能清心火，又能防止苦寒败胃。其他如西瓜、绿豆、苦瓜、百合、麦冬等也有很好的清心火的功效。

肝火过旺：主要表现为头痛、头晕、面红耳赤、口苦咽干、胸闷胁疼等。可以选择一些清肝降火的食物或可食性中药，如芹菜、绿豆、菊花、桑叶、决明子等。推荐一款菊花粥：准备决明子10克，白菊花15克，适量粳米、冰糖。将米淘洗干净，菊花、决明子用纱布包好与粳米一起放入锅中，加适量清水，加盖，旺火煮沸，文火熬至成粥即可，根据个人口味加适量冰糖。若用菊花末则待粳米煮粥，粥成后调入菊花末，再煮五分钟，即成。

菊花性微寒，味辛、甘、苦，归肺、肝经，可以疏散风热、平抑肝阳、清肝明目、解毒消肿。决明子甘、苦、咸，微寒，能够清肝明目、润肠通便。因为菊花和决明子都偏寒凉，因此气虚胃寒、食少泄泻者慎服。

胃火过旺：主要表现为胃部灼热疼痛、口干口臭、腹痛便秘、牙龈肿痛等。降胃火可以选择用粳米、绿豆各适量，煮成绿豆粥。绿豆性寒，味甘，归心、肝、胃经，功效清热、消暑、利水、解毒。除绿豆外，生菜、油麦菜、西红柿、萝卜、白菜、枇杷、豆腐等都具有清胃热的功效，可以酌情选用。比如豆腐，《本草求真》中记载其治"胃火冲击，内热郁蒸，症见消渴、胀满"。

肺火过旺：主要表现为咽喉肿痛、声音嘶哑、口干欲饮、呼吸气粗、咳嗽、咳吐黄稠痰等。推荐自制梨水饮清肺泻火。准备雪梨2个，荸荠2个，再另准备藕一小段削皮切块，加清水炖服，可以根据个人口味加入适量冰糖。

"荸荠"俗称"马蹄"，味甘，性平，归肺、胃经，可以清热止渴、利湿化痰。荸荠也是一味中药，李时珍在《本草纲目》中认为荸荠能降火、补肺凉肝、消食化痰,其地上茎有清热利尿作用。除上述食疗方外,上火期间饮食宜低脂、高纤维素、清淡饮食,多食蔬菜如芹菜、菠菜、丝瓜等;可多进食清热养阴之物,如胡萝卜、豆腐、莲藕、百合、银耳、蘑菇等,以助降火。

开胃消食这样吃

随着我们生活条件的不断改善,"饥饿"似乎已经离我们远去,而"食积"又成了困扰我们的常见问题。

食积,指饮食过量超过脾胃的承受能力,如暴饮暴食,或中气虚弱却进食过多,以致脾胃难以消化转输而引起的病证。《素问·痹论》说:"饮食自倍,肠胃乃伤。"食积轻者表现为饮食积滞不化,脘腹胀满疼痛,嗳腐吞酸,呕吐泄泻,厌食等;食积严重者,会阻塞气机,损伤脾胃,痰湿壅盛,发展为消渴、肥胖、心脑血管疾病等。那我们如何解决食积的问题呢?俗话说,最好的药物是食物。下面推荐几种具有开胃消食功效的食物。

菠萝：味甘、微酸，性平，归肾、胃经，具有健胃消食、补脾止泻、清胃解渴的功效，能够治疗胃内积滞、消化不良。直接食用或者加工成菜品，例如菠萝饭、菠萝咕咾肉都可。

番茄：性微寒，味酸、甘，归肝、脾、胃经，能够生津止渴、健胃消食，可以治口渴、食欲不振。番茄营养丰富，风味特殊，具有减肥瘦身、消除疲劳、增进食欲、提高对蛋白质的消化效率、减轻胃胀食积等功效。

萝卜：生用性凉，味辛、甘，熟煮甘、平，归脾、胃、肺、大肠经，具有消食下气、化痰、止血、解渴、利尿的作用。生食可治疗反胃吐食，熟食可与粳米、山药、鸡内金熬粥，加精盐、味精，淋麻油，调匀，治疗脾胃虚弱、消化不良。

麦芽：麦芽就是大麦的成熟果实经发芽干燥的炮制加工品，性平，味甘，归脾、胃经，能行气消食、健脾开胃。需要注意的是，因有回乳的功效，哺乳期女性不宜食用。

山楂：性微温，味酸、甘，归脾、胃、肝经，可消食健胃、行气散瘀、化浊降脂，尤其擅长消肉食积滞。但需注意，胃酸分泌过多的人不宜食用。

鸡内金：本品为家鸡的干燥砂囊内壁，性平，味甘，归脾、胃、小肠、膀胱经，可以健胃消食、涩精止遗、通淋化石。临床研究发现，口服鸡内金粉剂后，胃液分泌量、酸度和消化力均见提高，胃运动功能明显增强，胃排空速率加快。

在日常遇到食积的问题时，可以酌情选用上面推荐的食材，配以米、面，或猪肚、羊肚、鸡肫、鸭肫等加工成药膳，既消食，又健脾。下面推荐两款消食药膳。

山楂麦芽茶：山楂10克，生麦10克。山楂洗净，切片，与麦芽同置杯中，倒入开水，加盖泡30分钟，代茶饮用。主要应用于食积证。用于伤食或大病初愈，胃弱纳差而强食所致的纳呆食少、脘腹胀闷、恶食恶心、或吐或泻等。对肉食、乳食积滞者效果更佳。本方味道酸甜可口，更宜于老年人、儿童饮用。孕妇、哺乳期妇女不宜使用。

健脾消食蛋羹：山药15克，茯苓15克，莲子15克，山楂20克，麦芽15克，鸡内金10克，鸡蛋、食盐、酱油适量。上述药食除鸡蛋外共研细末，每次5克，加鸡蛋1枚调匀蒸熟，加适量食盐或酱油调味，直接食用。每日1~2次。此方具有补脾益气、消食开胃的功效，主要用于脾胃虚弱、食积内停之不思饮食、纳食减少、脘腹饱胀、嗳腐吞酸、大便溏泄、脉虚弱等。尤宜于小儿疳积。

安神助眠枣仁茶

睡眠是人体自身休整与体能恢复的重要方法。睡眠，古人称"眠食"。古代养生家有云："养生之诀当以睡眠居先。"马王堆出土医书《十问》曰："一昔（夕）不卧，百日不复。"人一生中，有1/3左右的时间是在睡眠中度过的。睡眠由人体昼夜节律控制，是人体的一种生理需要。在睡眠状态下人体的组织器官大多处于休整状态，从而大大降低了气血的消耗，使其得到必要的补充与修复。因此，养生需采取合理的睡眠方法和措施，保证睡眠质量，恢复体力精力，以此达到防病强身、延年益寿的目的。

而现在越来越多的人却被失眠所困扰。失眠是

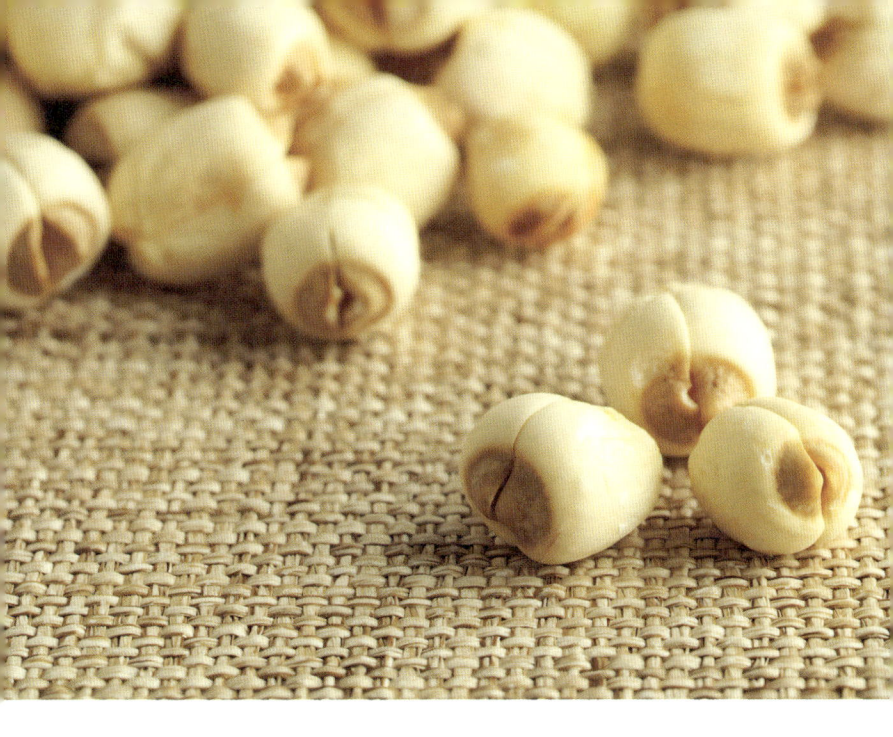

以经常不能获得正常睡眠为特征的一类病证,主要表现为睡眠时间、深度的不足。轻者入睡困难,或寐而不酣、时寐时醒,或醒后不能再寐;重则彻夜不寐。

失眠的中医病名为"不寐"。不寐在《黄帝内经》中称为"不得卧""目不瞑",认为是邪气客于脏腑,卫气行于阳,不能入阴所致。

我们采用饮食安神的方法,睡前可少量服食一些有益睡眠的食物,如蜂蜜、百合、龙眼肉、牛奶、酸枣仁、莲子、大枣、小米等,还可配合药膳调养。

百合龙眼粥:百合 15 克,龙眼肉 15 克,小米

100克，红糖适量。百合、龙眼肉洗净，与小米一同放入锅内加水，武火煮开，文火煮烂，放入红糖拌匀即成。空腹食用，每日2次。

百合性微寒，味甘，归心、肺经，能够养阴润肺、清心安神。龙眼肉性温，味甘，归心、脾经，能够补益心脾、养血安神。小米性凉，味甘、咸，有和中益肾、解毒的功效，适合治疗脾胃虚弱、消渴、泻痢等病症。

此款粥品有补益心脾、养血安神的功效，适用于心脾两虚的失眠，表现为不易入睡、多梦易醒、心悸健忘、神疲食少，伴头晕目眩、四肢倦怠、腹胀便溏、面色少华等。

藕丝羹：鲜嫩藕100克，鸡蛋2枚，山楂糕30克，蜜枣3枚，青梅10克，白糖适量。藕切丝，焯，山楂糕、蜜枣、青梅切丝，鸡蛋蒸羹后上述撒其上，佐餐食用。

生藕性寒，味甘，归心、肝、脾、胃经，有清热生津、凉血、散瘀、止血的作用。鸡蛋甘、平，归肺、脾、胃经，能够滋阴润燥、养血安胎。青梅性平，味酸，归肺、胃、大肠经，可生津利咽、涩肠止痢。

几种食材配伍，共奏清热滋阴、安神助眠之功。

藕丝羹适用于阴虚火旺型的失眠，常表现为心烦不寐、入睡困难、心悸多梦，伴头晕耳鸣、腰膝酸软、潮热盗汗、五心烦热、咽干少津、男子遗精、女子月经不调等。

减肥这样节食才有效

肥胖是指体重异常增加，身肥体胖，并多伴有头晕乏力、神疲懒言、少动气短等症状的一类病证。多由过食肥甘、缺乏运动、先天禀赋等原因导致，肥胖严重影响人的健康水平，会引发糖尿病、高血压、高脂血症、心脑血管疾病等。

在中医看来肥胖多为本虚标实之证，纯粹的"减"是行不通的，还得"补"，也就是补虚泻实。在一日三餐控制能量摄入的基础上，应当因人制宜地选择食物进行调养。

痰湿内盛：身体肥胖重着，肢体困倦，头晕目眩，常常自觉口干却不欲喝水的肥胖患者，属于痰湿内盛，阻碍了脾的运化，导致气机阻滞。调理应该以燥湿化痰理气为主。注意避免摄入高糖、高油、高热量的食物,以免滋生湿热。

可常吃一些具有燥湿化痰理气作用的食物,如赤小豆、薏苡仁、陈皮、冬瓜、荷叶、草果仁、普洱茶、乌龙茶等。食疗方可用赤豆薏米水、陈皮冬瓜茶等。

脾虚不运:时常感到神疲乏力、胸闷、四肢轻度浮肿,尤其在劳累后明显,饮食如常或偏少,既往多有暴饮暴食史。小便不利、便溏或便秘的肥胖患者,往往是由于脾胃虚弱,运化无力,致使水湿内停引发肥胖。

可适量摄入一些具有健脾益气、利水渗湿功效的食物,如山药、大枣、茯苓、白扁豆、薏米、芡实、莲子、鲤鱼、陈皮、黄芪等。食疗方可用山药茯苓粥、赤小豆鲤鱼汤等。

脾肾阳虚:表现为颜面虚浮,神疲嗜卧,气短乏力,腹胀便溏,自汗气喘,动则更甚,畏寒肢冷,下肢浮肿,尿昼少夜频。脾肾阳虚,气化不行,致使水饮内停而引发肥胖,应以温补脾肾、利水化饮为主。

可选用一些具有温补脾肾、利水化饮功效的食物，如羊肉、生姜、干姜、韭菜、山药、肉桂、胡椒、小茴香、杜仲等。食疗方可用杜仲猪腰、韭菜粥等。

胃热滞脾：多食、易饿、面色红赤、心烦头昏、口干口苦、胃灼痛嘈杂、得食则缓的患者多属胃热脾湿，无力运化水谷精微，导致膏脂淤积。应清胃泻火，佐以消导。

可多选择具有清胃泻火、消导化滞功效的食物，如冬瓜、萝卜、黄瓜、荸荠、海蜇等。饮食忌辛辣、煎炸、油腻、肥甘厚味之品。温热性质的食物应少吃。多吃粗杂粮和新鲜的蔬菜水果。食疗方可用冬瓜汤、荸荠饮等。

三高症食疗须辨证

在日常生活中我们常常会提到"三高"这个词，我们俗称的三高在临床上是指高血压、高血脂、高血糖，三者都是导致动脉粥样硬化和心脑血管疾病的危险因素。

三高早期患者可表现为无症状或症状不明显，通常在体检及化验检查时被发现，随着病情的进展，患者可表现出一系列的心脑血管疾病症状，严重时可危及生命。因此，我们平时要高度重视三高疾病，养成良好的生活习惯，保持良好的心态，避免三高的发生对身体造成伤害。在饮食上，首先为了血压、血脂、血糖的控制，我们应先做到低盐、低脂、低糖饮食，尽量避免油炒、油煎、油炸等方式，可以多吃鱼类、豆类、粗杂粮、各种蔬菜等。

有些食物对三高症有不错的食疗功效，比如冬瓜、苦瓜、菠菜、番茄、芹菜、玉米、玉米须、山药等。还有一些药食两用的原料，也常出现在三高症的食疗方中，比如葛根、乌梅、铁皮石斛、玉竹、百合、桑椹、枸杞、黄精、茯苓、山药、桃仁、桑叶、鸡内金、人参等。不过，具体选用哪些食物，还需要根据个体的具体情况辨证选材。下面以糖尿病为例，简单说说如何辨证食疗。

糖尿病的中医病名为"消渴"，分为上消、中消和下消。

"上消"多为肺热津伤。患者平素口渴多饮，口干舌燥，尿频量多，烦热多汗，舌边尖红，苔薄黄乏津。适宜选用百合、梨、枇杷、荸荠、银耳、芦根、天花粉、麦冬、沙参等。药膳方可选择天花粉粥（天花粉 20 克，粳米 60 克）、五汁饮（芦根汁 30 克，荸荠汁 15 克，麦门冬汁 30 克，梨汁 15 克，藕汁 30 克）等。

"中消"多为胃热炽盛或气阴亏虚所致。胃热炽盛表现为多食善饥，口渴喜饮，尿频，形体消瘦，大便干燥，舌红苔黄少津。可常服用葛根、绿豆、苦瓜、冬瓜、丝瓜、莲藕、莴笋、豆腐、乌梅等。药膳方推荐葛根粉粥，选用葛根粉 30 克、粳米 50 克一起熬煮即成。

气阴亏虚型多表现为口渴引饮，多食与便溏并见，或饮食减少，精神不振，消瘦乏力，气短懒言，舌质淡红，苔白而干。日常可食用山药、莲子、胡萝卜、鸡肉、牛肉等。药膳方可选用黄芪山药粥，取黄芪 30 克、山药 60 克、粳米 50 克熬煮即可。

"下消"以肾阴亏虚或阴阳两虚多见。肾阴亏虚型多表现为尿频量多，混浊如脂膏，或尿甜，腰膝酸软，乏力，头晕耳鸣，口干唇燥，皮肤干燥，瘙痒，舌红少苔。日常适合服用枸杞、桑椹、黑豆、黑芝麻、黑米、海参、鸭肉、猪肉、甲鱼、干贝等食物。可制作海参粥作为药膳服用，配方为海参 30 克，粳米 100 克，姜、葱、盐适量。

阴阳两虚型可见小便频数，混浊如膏，甚至饮一溲一，手足心热，咽干口燥，面容憔悴，面色黧黑，耳轮干枯，腰膝酸软，四肢欠温，畏寒肢冷，阳痿或月经不调。可选择食用黄芪、枸杞、山药、芡实、桑椹、核桃、海参、泥鳅等。一品山药饼非常适合该证型，配方为山药 500 克，面粉 150 克，核桃仁 30 克，桑椹干 20 克，葡萄干 20 克，蜂蜜与油适量。将山药去皮蒸熟，加面粉揉合，做成圆饼状，摆上核桃仁、桑椹干、葡萄干，上屉蒸 20 分钟，蜂蜜、油加热，浇在圆饼上即成。

后记

丛书的编撰出版,得到了山东省委宣传部、山东省卫生健康委员会(山东省中医药管理局)的大力支持。省委常委、宣传部部长白玉刚对本书高度重视,提出明确要求。省卫生健康委党组书记、主任,省中医药管理局局长马立新统筹指导本书编写工作。省委宣传部副部长魏长民、张同海,省卫生健康委副主任、省中医药管理局副局长李明具体组织本书编写工作。

丛书的编写团队有张立祥、王振国、宋咏梅、刘更生、王春燕、王加锋、毕鸿雁、张永臣、张蕾、阎兆君、戴霞,编写大纲经专家与编辑反复讨论而成,力求突出中医文化特色、贴近大众、通俗易懂。成书期间,还借鉴吸收了有关部门和专家学者的相关研究成果,王超业、李传播、陈高潮、刘倩等同志做了大量统筹协调工作,在此一并表示感谢。

由于时间仓促、水平有限,如有不足之处,敬请批评指正。

编写组

2024 年 12 月